為你，我願成為燭光

飯水分離創始者 李祥文 著

如同燃燒自己的身體照亮他人的燭光，

為了人類的生命，我願成為燭光！

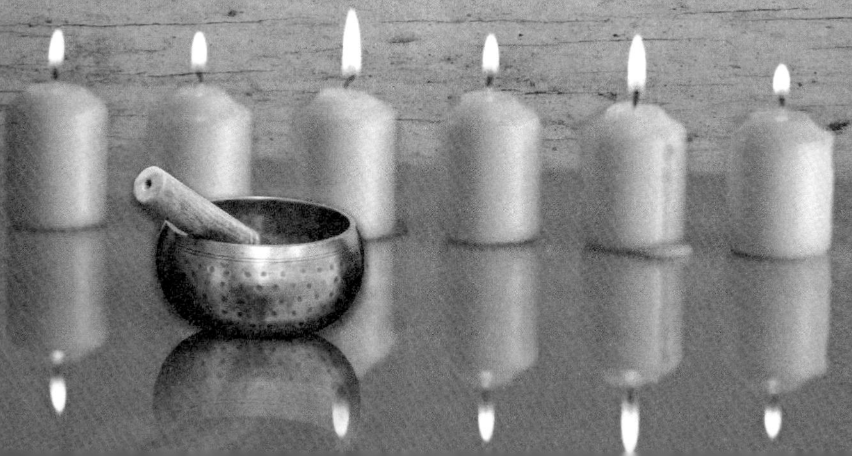

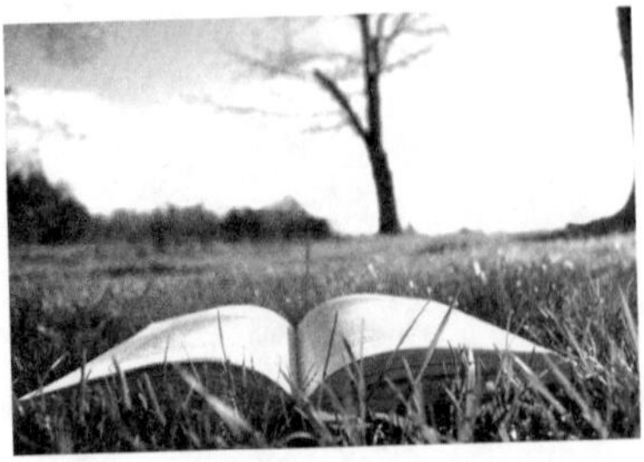

自序

李祥文

跳脫工具書的形式，飯水分離還可以由甚麼角度來談？我反覆思索了許久，漸漸地我明白到，我可以把自己腦海中隨時出現的靈感、體會與感受分享給如同親人的讀者們，因為，我始終以一介無知的勇者自居。

身在韓國六二五戰役的年代，家境清寒的我沒有求學的機會，並因自幼體弱多病，而只能經常過著有一餐沒一餐，靠著打零工維持生活的日子。在命運的安排下，我於二十四歲想要訓練自己成為馬拉松選手時，認識了當時和我一起練跑的朴度先先生，是他開啟了我對飲食節奏與時機對於身體會造成莫大影響的認知。原來簡單飲食與白天不喝水，就能讓人變得健康與年輕。

還記得當時我問他：「大叔你的意思是說白天吃烤餅充飢，晚上再喝水嗎？這樣做的話不僅可以治療氣喘，還能成為馬拉松選手嗎？」他回答我：「是啊！只要能保持年輕，那麼就跟年齡一點關係都沒有，就能締造新紀錄。」朴先生的話充滿著自信和力量，當時我的心裡抱持著即使他是說謊，我也願意嘗試的想法。

朴先生為了讓我更堅定地相信，又告訴了我有關他如何從癱瘓的狀態，好轉到現在可以正常工作、生活及跑馬拉松。其關鍵在於當時為自我了斷所進行的斷食，以及後來巧遇金泳洙先生時，金先生教導他「一天只吃晚餐，晚上才喝水，並且在身體感到虛弱時，還是要經常練習走路。」就這樣經歷了一百天，他的腳就完全恢復了正常。

這就是我創始飯水分離陰陽飲食法的緣起，在往後的五十多年則是我以自身的身體做實驗，不斷地以實戰的精神更為深入了解與輔導許許多多的人進行此法，其中有很多人因此重獲健康。

雖然我沒有學歷，但正因為我沒有知識的侷限而開創了我的視野；我有勇氣面對人生的逆境，因為我知道飯水分離是正道，不分貧賤與富貴、不分男女與老少，任何人都可以從飯水分離中獲得身心靈的平衡與自在。

透過本書將能彌補我在出版飯水分離一系列的書籍之後，仍覺得有許多內心想要說的話卻沒有表達出來的遺憾，我相信在收錄了我於冥想中靈光乍現的隻字片語、生活中的陰陽飲食法與陰陽論，將能幫助大家了解飯水分離陰陽飲食法不僅只是一種健康法，對於想要藉由此法恢復健康的人而言，本書將能發揮意想不到的實質助益。

目次

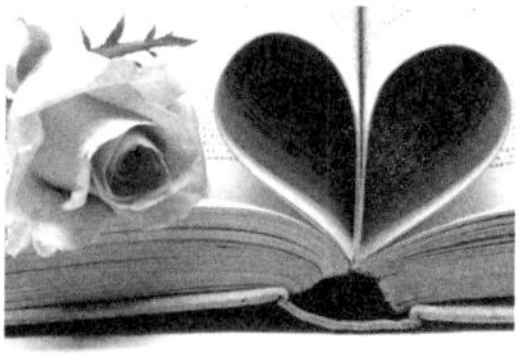

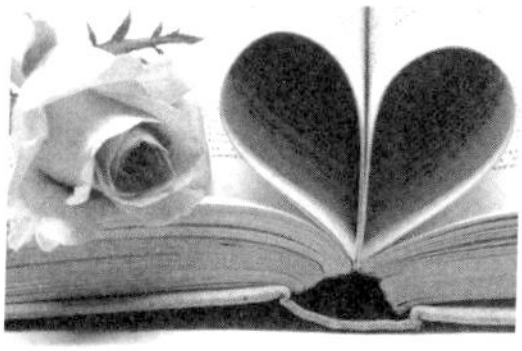

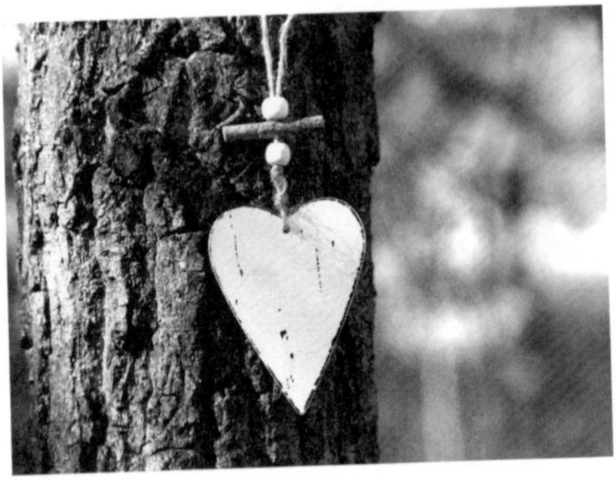

1. 看得見的心和看不見的心

我在演講中曾遇過這樣的問題——

「聽完您的演講後，我了解陰陽飲食法似乎就是讓身體健康的最佳方法。不過很可惜地，您疏忽了一個重要的部分，即如果能再結合心的修煉，想必就能成為完整的修煉。」

「您是進行心靈修煉的人嗎？」

「是。」

「您進行幾年了呢？」

「到今年為止，已經十二年了。」

那一瞬間，我突然感傷了起來。十二年來進行心靈修煉的人，不僅身材肥胖，氣色看起來也像是在荒郊野外過夜好幾天的人一樣。

「那麼您的心現在如何呢？」

「正因為我不知道我的心如何，才會進行心靈修煉。」

「如果您都不了解自己的心，還有誰會了解呢？」

「但我卻能清楚地看見您的心。」

「我的心如何呢？」

聽到他充滿訝異的提問，我想他當時可能真的以為我是具有透視或靈通之眼的人。

「請您現在開始仔細聽我說的話。」

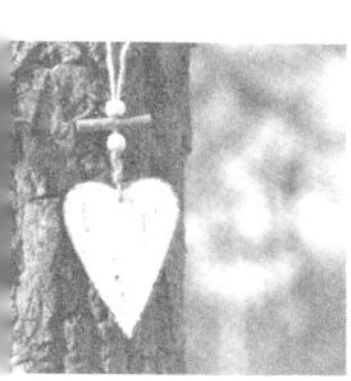

他露出了緊張的表情。

我心裡想著「修煉心靈十二年的人怎麼會這樣呢……」，又再次感傷了起來。但我不動聲色地慢慢說道：

「若想知道您的心，就先看看您的外表吧！您的外表就是您的心，所以在擦亮內在心靈之前，請先擦亮外在的心吧！如此一來，內在心靈也就自然會變得乾淨。」

大家都知道「神、心、人一體」的道理，卻在觀念上將其分離。也因此為了拜神祈禱、心靈修煉、精神修煉、氣功修煉、冥想修煉而奔波。

神、心、人無法分離。有人才有心，有心才有神。每個人的身體都是盛裝精神與心靈的容器與家園。容器要乾淨，才能夠盛裝乾淨的精神與心靈。髒污的容器是無法容納乾淨的精神與心靈的。

若想要盛裝清澈的精神與乾淨的心靈，就請先修煉看得到的心，那正是有系統地節制飲食的修煉，更是擦亮看不見的心最根本的方法。

第一，若想要讓看不見的心更加自在，就請先讓食物變得純粹又乾淨吧！如此一來，不僅內在變得輕鬆，心靈也會徹底變得愉快；當心靈變得愉快時，精神自然也會提昇；當精神提昇時，眼前所見的世界就會變得美麗；當世界變得美麗時，就會愛護同胞有如愛護自己。

然而現在有許多人過著毫無節制、隨時恣意飲食的生活，不斷汙染自己「看得見的心（身）」，還為了修煉精神或心靈而奔波。不過修煉心靈雖然在短時間內看起來不錯，但就如同無根之木遇風即倒，心靈也會輕易地隨著環境而產生變化。

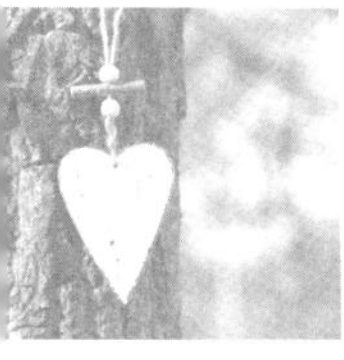

第二，若想要清理看不見的心，就請先清理看得見的心吧！也就是實行有節制的減食與少食，將飢餓當作生活的一部分。如此一來，就能更加了解自己的內在。

即使暴食能暫時滿足慾望，但髒污的食物會讓身體變得混濁；失去節制的飲食會讓身體不安、細胞萎縮，反之，只要食用純淨的飲食，身體與心靈就會變得乾淨。

任何人看到你的面貌，就能感受到你看不見的心的百分之八十至九十，因此請先將你看得見的心修煉得乾淨又明亮。如此一來，看不見的心自然也會變得明亮透澈。

所有的人都必須要記住，無論進行怎樣的修煉，若是身體不乾淨，心也不會乾淨。

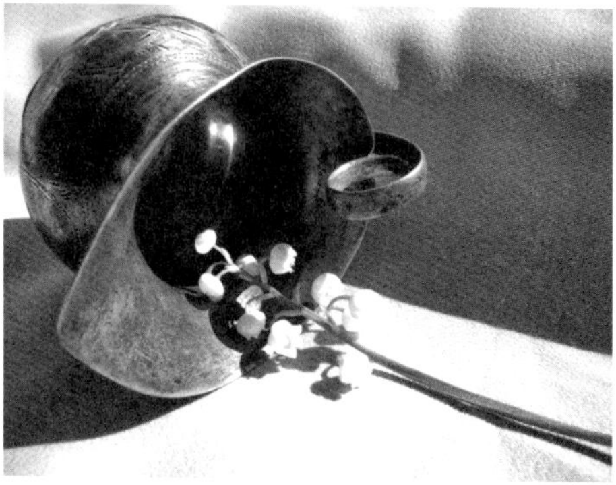

2. 這就是法

人類生活的社會為了維持秩序而訂立了許多法規。

國家有法律，組織有紀律，家庭有規矩，個人有品性和操守。

若將身體比喻成一個國家，精神是總統，心是副總統，五臟六腑是各部會的長官，我們體內的所有細胞則是國民。要有法律才能維持秩序，肉體的國家也是一樣。

這種法就意味著精心準備食物並按照時間和時段吃適合的東西，如此一來肉體的國度才能維持良好秩序，永遠的延續下去。然而現今我們隨時吃喝的飲食生活文化，無疑是違反了肉體國度的法律，而被宣判執行死刑。

無論任何人，若不想被宣判死刑，而想要永遠保存肉體的國度，就要養成精確區分吃飯和飲水的時間之飲食習慣。這也就是永遠守護自己的方法。

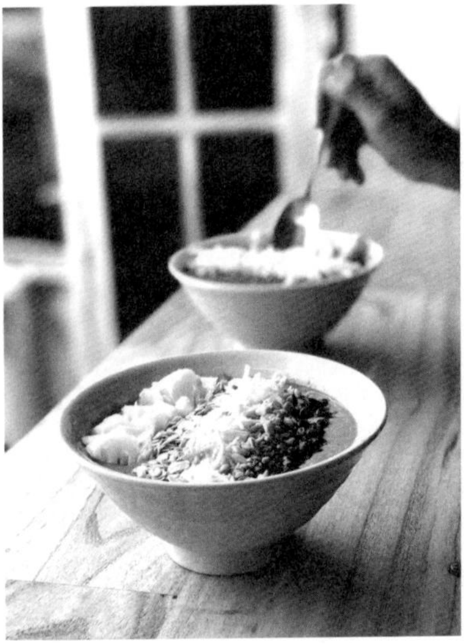

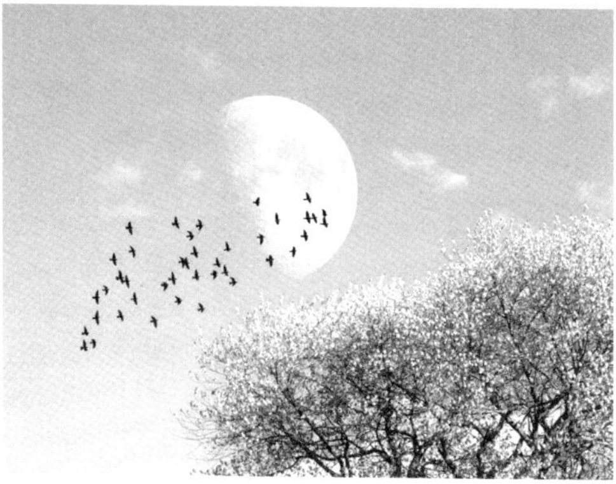

3. 真正的長壽

無病長壽是所有人類的共同願望，然而並非活得越久越好。也有人說活得太久會成為子孫的負擔，還不如短命來得好。

聖經中的瑪土撒拉活了九百六十九年，是位長壽者。現今雖然偶爾有長壽的人，但是不像聖經中登場的人物一樣，有健康的身體，甚至還能生育子女。如果能像這樣不給別人帶來負擔，也不會變成別人的包袱，健康長壽的活著，有誰會不願意呢？

然而筆者還要再加上一項，人體細胞保有充滿生

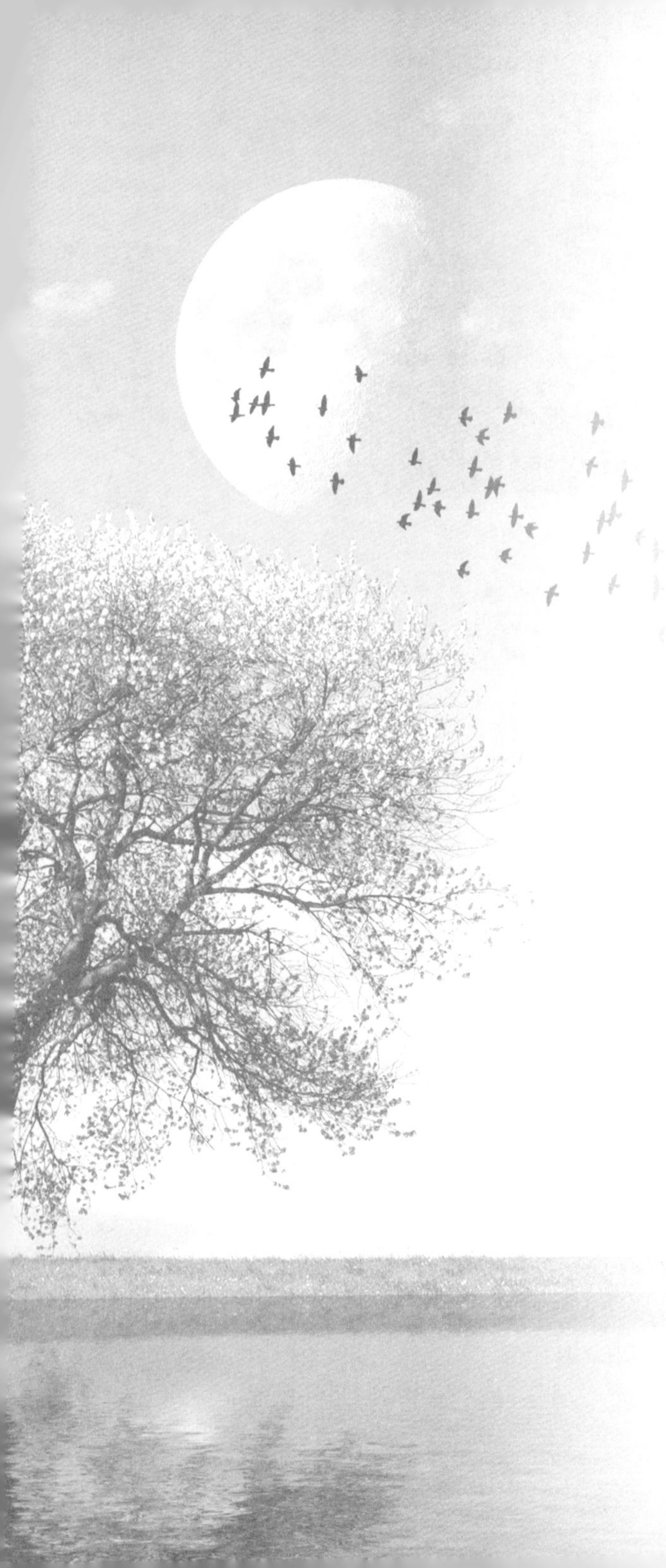

命力的樣貌，並成為超越時間和空間的靈體，就是「真正的長壽」。

進而言之，上了年紀，而成為聰穎、有智慧的人，就達到了燦爛、文明且完整的人類生命。這才是真正的長壽。

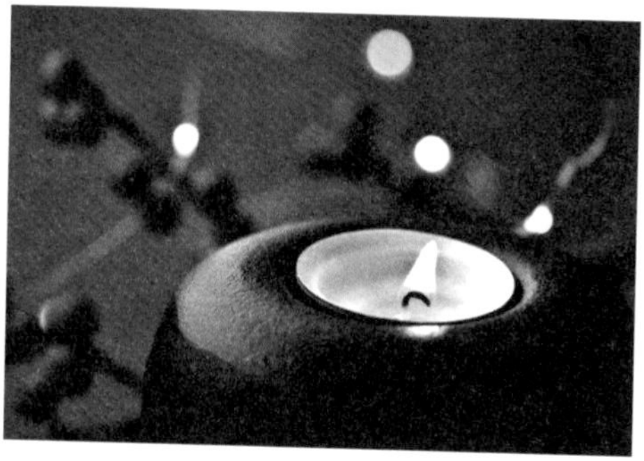

4. 迎接三神

想要整理三神概念時，我想起在我小時候，媽媽生下弟弟妹妹後，虔誠地膜拜三神的樣子。那就是在供盤擺上黎明泉水，合掌向三神婆婆祈禱的模樣。另外，如果嬰兒的臀部有青綠色的蒙古斑，媽媽也會說那是三神婆婆為了讓嬰兒快點出來，拍打嬰兒所造成的。雖然這些都如同是走馬燈般的老舊回憶，卻依然是令人會心一笑的美好過往。我們的祖先似乎認為三神婆婆是家庭的守護神，而將她奉為信仰的對象。

然而在尖端科技非常發達的今日，更是全人類了解三神概念與氣神之偉大的最佳時機。我們都能輕易地說地球是大宇宙，而人類是小宇宙，卻不明白其中深奧的涵義。因此才會相信大宇宙地球的生命是永恆的，而小宇宙人類的生命卻很短暫。

那麼，地球為什麼可以擁有永恆的生命呢？

正是因為三神能夠互相調合並正確地運作；也就是說食神與水神在正確的時間點相互交叉配合。

其中又有氣神在肉眼看不見的地方運行，讓萬物得以生存。若少了其中一項，生物就無法生存。反之，小宇宙人類之所以無法得永生，正是因為地球無法像大宇宙般正確地運行三神的緣故；也就是說，人們無法區別食神與水神作用的時間，隨時恣意吃喝，沒有在正確的時間進食或飲水，才導致氣神也無法確實地運行，接著使氧氣缺乏、氣血循環不足，最後就引起各種疾病，甚至導致死亡。

因此，若能讓小宇宙人類在正確的時間配合食神與水神進食或飲水，氣神就能完全運行至六十兆個細胞的每個角落，也就能讓小宇宙的生命，成為與大宇宙相當的靈長體質。

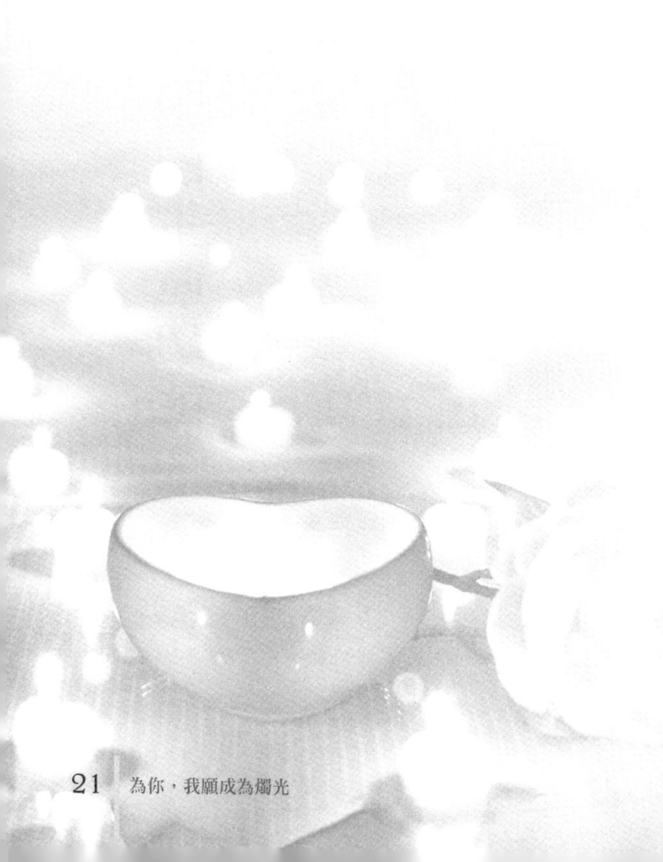

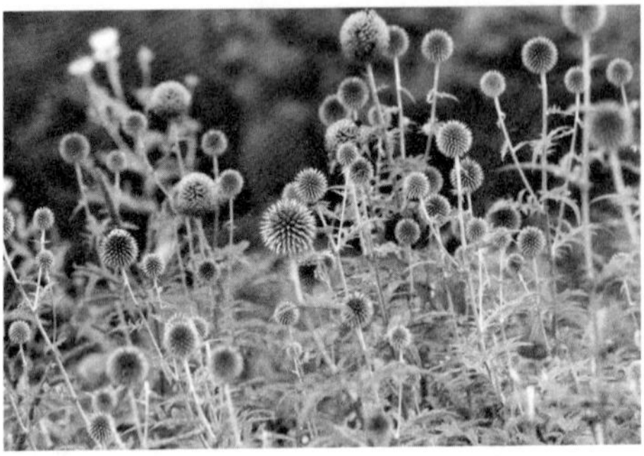

5. 細胞的生產功能

任何人都應在父母的懷抱養育，成人後自行生存。體內的細胞也一樣，應培養出具有自我生存力。

倘若長大後還依賴父母，無法賺錢維生，就會被人歧視。細胞也是一樣，不能總是依賴外界的食物來補充養分。

然而令人心痛的是目前人類的飲食文化剛好與此相反，到死之前都是不斷的補充養分，不斷的吃。

有些生活優渥的人可能沒有自行生活的能力，一旦他們突然失去金錢，會因應對能力不足而久久無法調適。反之，雖然貧困，只要平時培養自己生存的能力，就無需有所擔憂。

人體的細胞也一樣，平時食物不要吃的太充足，便能培養出自行製造不足養份的能力。若此，如果有一天外界不再送來任何食物，也能產生自行生存的驚人能力。

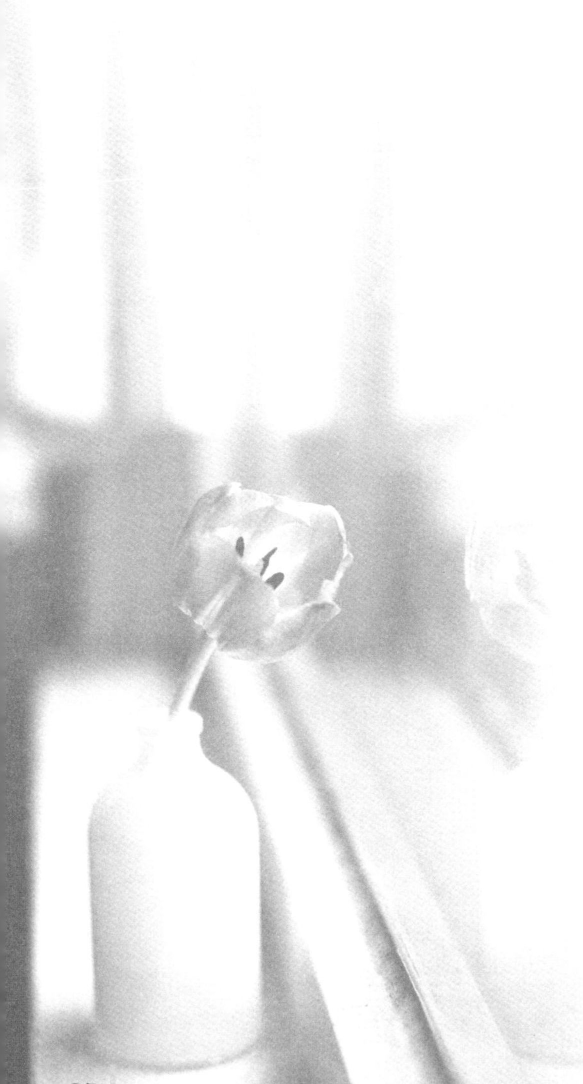

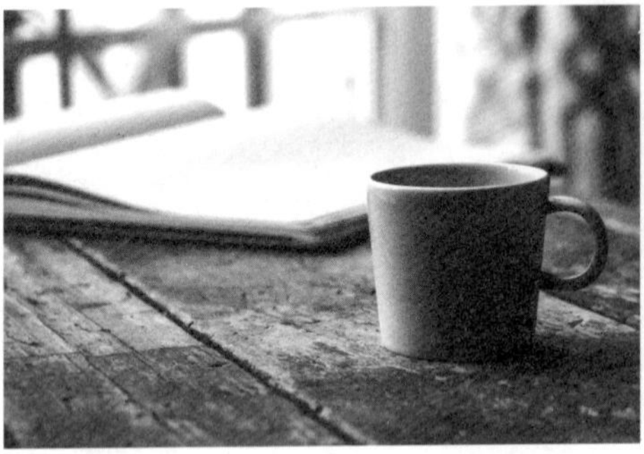

6. 不要義務性的喝水

根據飯水分離陰陽飲食法，餐後兩小時喝水。許多人剛開始等待兩小時感到非常困難，因此反而會喝更多水。然而只要適應兩三個月，就不會急迫地想喝水了。不想喝水時卻義務性的喝水，反而會造成細胞活動怠惰。

大多數的人都相信醫學主張的內容，也就是應該要喝人體一天所需的兩公升水。擔心如果不喝那麼多水，血液就會變混濁，造成腎結石、膽結石，因而勉強喝水。然而筆者認為不想喝水時，可以好幾天不喝水，這是根據下列的原理。

使用安裝於大約八坪大房間的壁掛式冷氣時，拿可以裝二十公升水的水桶來接冷氣流出來的水，接水兩天即能接滿。那麼水是從哪來的呢？這是空氣內的水份和冷氣的冷氣韻相遇後產生的。其原理和熱氣韻上升，與冷氣韻相遇形成雲後降雨的道理相同。

人體吃食物不喝水，內在就會變熱，這時深吸氧氣，細胞會將空氣內的水份化為潔淨的水供應身體，因此自然就會不想喝水。

食物內也含有水分，洗臉或洗澡時透過毛孔吸收水分，因此不想喝水時就算幾天不喝水也沒關係。如此消耗性的細胞會改善成為生產細胞，因此不用過度擔心。

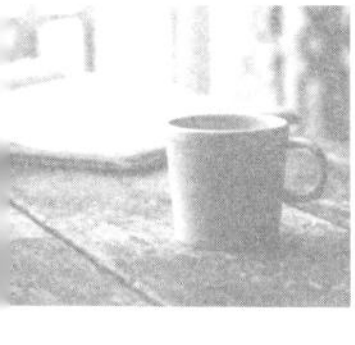

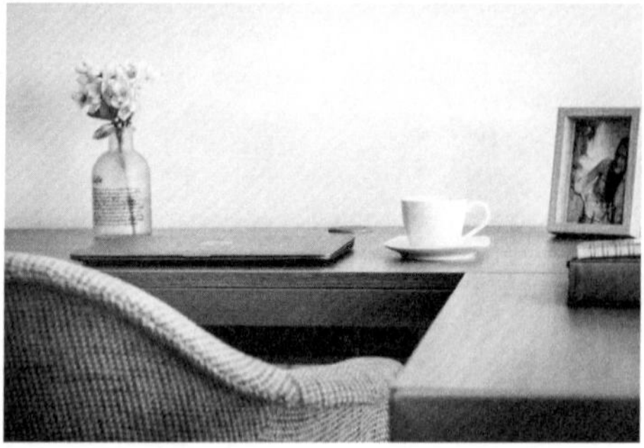

7. 所有問題的共同原因

我們活著的時候可能會遇到這種問題，像是有的人貪戀富貴和名譽，有的人為信仰著迷，也有人替國家和民族而活。我們都用多元的方式生活，然而這所有一切終歸而言都是為了「飲食和生存」。這句話的涵義是「要吃得好才能活得好」，也就是要瞭解吃得好的方法。

然而大部分的人都從營養學的層面來看待吃得好的概念。相信要花大把金錢購買高蛋白質和高卡路里的食品來吃才是吃得好。

就像招待客人首先拿出來的東西就是食物，吃的東西是所有東西的根本，也是優先。和人們一起用餐時，可以培養感情，本來不順利的事也能迎刃而解，這就是人生。

飲食文化是我們生活的基本也是優先，然而人們卻隨時吃喝，用暴飲暴食破壞我們的身體，這樣很明確地並不是吃得好。

只有吃得好的人，心靈和身體才能變健康。吃錯的人縱使想要幸福的生活，卻會因為根本的錯誤，就像住在建造於沙子上的房子一樣，日常生活都會變得惶惶不安。那麼我們從現在起，就應以糾正已習慣化的飲食文化為優先。

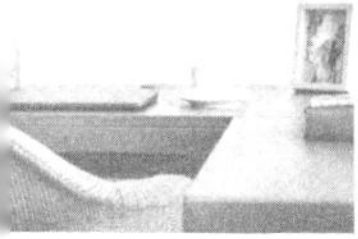

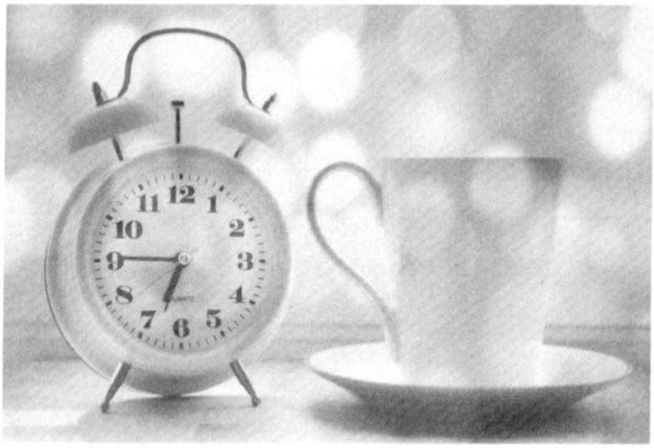

8. 真的口渴和假的口渴

人們認為口渴是身體的水分不足時，會自然而然引起的症狀，因此總是說按照身體要求的吃喝就是健康的法則。然而，現代人已經習慣了各種混濁的食物滋味，不曉得身體想要的到底是什麼。

舉例來說，什麼是身體想要的？酒精中毒的人要酒喝，香菸中毒的人找香菸抽，這能說是身體想要的嗎？這樣的實例實在太多，難以一一列舉。

實踐陰陽飲食法最困難的事就是忍耐口渴。各種大眾媒體都在宣傳一天要喝幾公升以上的水才健康的常識。就為疾病所苦的病人而言，似乎是如果沒喝到那麼多水，就會立刻出什麼大事似的。

口渴時不一定代表身體的水分不足，當然也有水份不足的情況，然而大部份的情況並非如此。最具有代表性的現象是，飲酒過度的隔天，嘴唇灼熱乾渴，頭痛欲裂，肚子不舒服。此時人們會喝解酒湯或是多喝水解酒氣。然而酒的酒精和水混合後反而不容易蒸發，這會讓肚子變得更不舒服。

此時在中午一點前不要碰任何飲料，口渴的感覺就會消失，酒造成的不舒服也會消失。倘若是身體因水份不足產生的口渴，喝水後口渴的感覺應該自然就會消失。可是喝越多水，卻越覺得口渴，那麼就不是因為水份不足所引起的。

根據這種原理，餐後產生的口渴現象也是相同的道理。如果平時有一邊用餐一邊喝許多水的習慣，餐後常常會覺得口渴。然而這不是水份不足，而是食物製

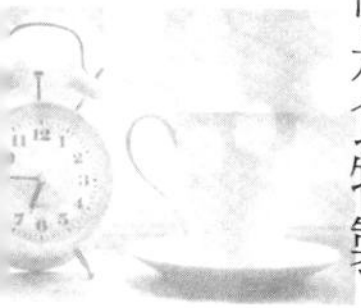

造的能量和飲水的過程中產生的熱，因此餐後的口渴是假的熱。這類情況，餐後忍耐一、兩個小時，口渴就會徹底的消失。

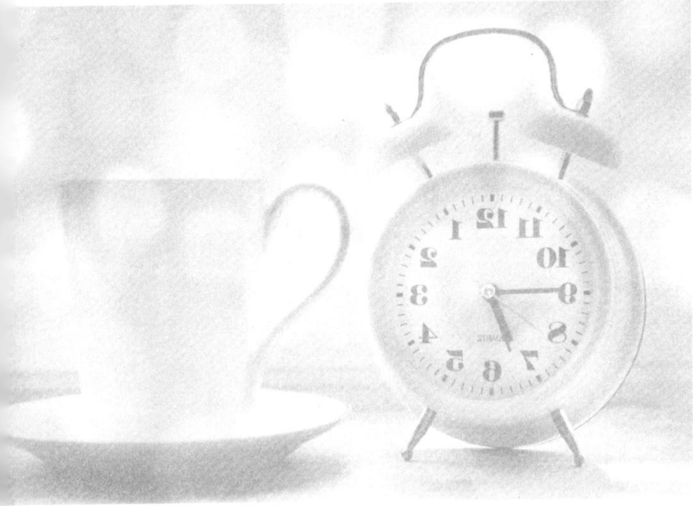

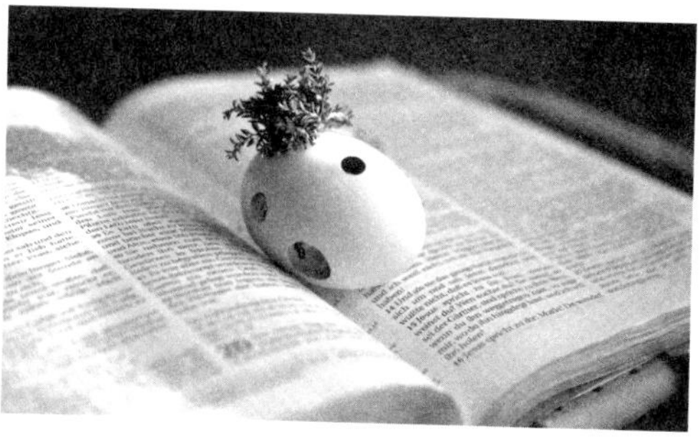

9. 飯水分離可以讓人得道

一般只要提到「得道」，就會想到拋棄一切到深山或暗室中盤坐祈禱的人。因此數千年來，有無數的人拋棄世俗，尋找清靜之處，利用各種方式修道。

然而，所謂的「修道」，應該是在日常生活中進行才是。離開了生活而想要明白真道，在我看來只不過是空唸佛罷了。因為那些都是不了解修道的根本，才會產生的舉動。

修行必須在日常生活中進行，使自己無論遇到怎樣險惡的環境，都能讓身體與心靈不受動搖。

獨自一人在清靜之地修行後，遇到複雜的環境時，總會發現自己此番修行根本是徒勞無功。

偶爾會有長久修行的人來找我，若必須要接待他們，我總是會先向他們請求諒解。

「今天我會請你們到比較吵雜的地方。」接著前往酒店並刻意選擇離喇叭最近的座位。這些所謂「得道」的人們，總會不斷努力保持冷靜。

我不僅叫了女人陪伴，跟她們跳舞，還故意用輕浮的語氣和她們聊天。這樣對方不安的心情就會立刻顯露出來。

有些人只要女人靠近就會打冷顫，就像蟲子掉到身上的反應一樣。如果觀察一下這些倒酒的女人，就會發現酒店裡的女人大部分都有點年紀，應該有很多是家庭主婦。她們都是為了替自己與家人求溫飽而來的，並不是為了尋歡作樂。說得嚴重一點，她們就像自己的妻子、妹妹或女兒。雖然大家可能覺得很荒謬，但我想再說一句：「如果讀者們來到這種地方，請對這些女人好一點。請對她們投以溫暖的眼神，並慷慨地給予她們小費。」

很抱歉稍微偏離了話題，讓我們再回到招待得道者到酒吧的話題上。仔細想想，招待修行者來到酒家，本身就是一種與地獄無異的煎熬。即使我先以會帶他們到吵雜的地方請求諒解，但他們可能作夢也沒想到竟然是酒店。

我之所以招待這些修行數十年的人來酒店，只是為了要確認他們修行的程度。

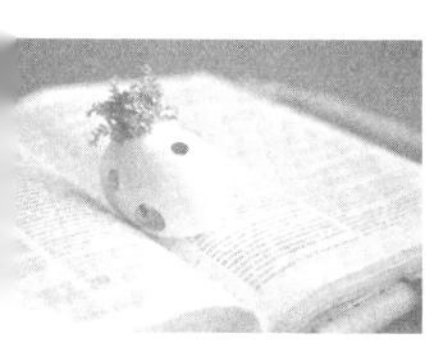

長久修行之後，即使在吵雜的地方，也應該要懂得保持冷靜，而這樣的反應不禁讓人覺得，修行了數十年的人也不過如此。或許他們也會覺得我是墮落、喜歡聲色場所的人，而在心中埋怨我呢！也或許就是因為這樣，到現在彼此都再也沒有連絡。

居住於印度的西藏流亡宗教領袖達賴喇嘛，曾向美國哈佛大學的研究生提供這樣的資料──他戴著能顯示腦波活動的儀器生活，發現他無論是在冥想還是在日常生活中，腦波數值都完全相同。這才是所謂「得道」的真實義。

再次回想酒店的話題，如果在生活當中得道，無論到怎樣吵雜的場所唱歌、跳舞，都應該能感受到內心的幽靜自在。然而脫離現實想要尋求清靜者，簡直與在蔭地中生長的樹木無異。因此日常生活中的飯水分離，就能使人得道。

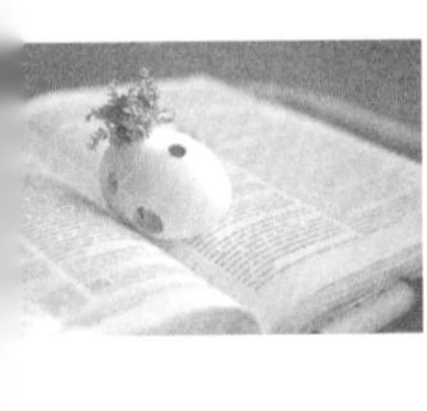

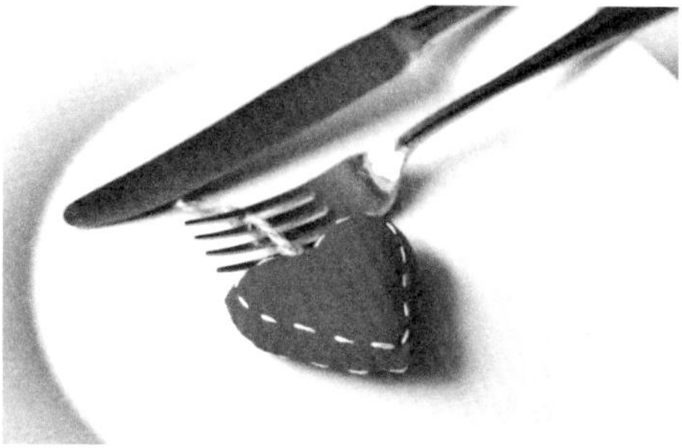

10. 一餐不吃，也是修行

一般都認為深山或無人之處就是清靜之地，所以人們總是為了修行而前往廟宇、土窟或幽室等地。然而無論是多麼安靜的地方，只要內心煩惱不安，就跟人聲鼎沸的市場無異；反之，即使是在擁擠的市場中，只要內心寧靜，那裡就是深山、靜地。

現在有許多人即使到了安靜的地方祈禱、參禪、冥想、呼吸，卻跟坐在市場中無異。因為人們不明白進食與飲水之法，體內的細胞就會因為隨意吃喝的心魔，而如處於市場般不得安寧。

若能明白飲食之法，實行一天只吃早、晚兩餐，就算在市場中從事非常吵雜的工作，體內的細胞都能保持幽靜、自在且安定的狀態。細胞的呼吸也會自然變長、自然進行冥想與參禪。

無論是何種修行，倘若不明白飲食之法，就會因為體內細胞不得安寧而無法正確的修行。換言之，只要遵照飲食之法進食或飲水，體內就會如同深山或洞穴般幽靜，修行也會突飛猛進。這就是飯水分離的道理。

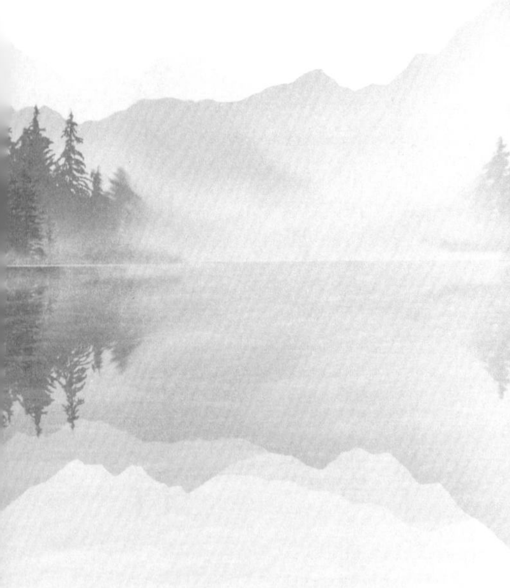

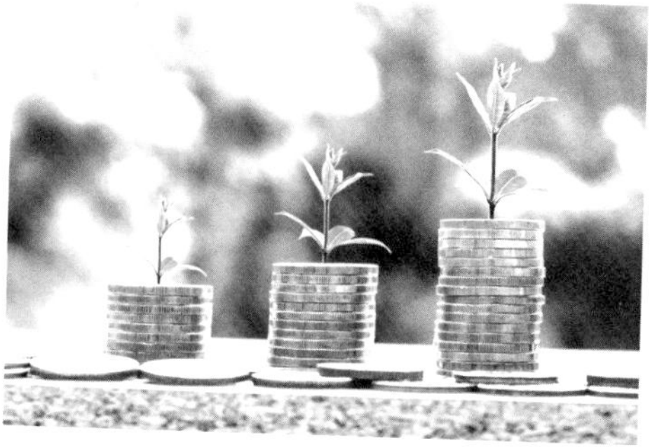

11. 富人和窮人

每個人都想成為富人。現在也有許多人正為了想成為富人而奔波。然而一般提到富人，都只會想到擁有很多財富的人；反之，窮人就是沒有財富的人。

不過這只是表面上的說法，以內在來看，遵照法則進行用餐與飲水的人，才能稱得上是「富人」。因為即使財富再怎麼雄厚，只要隨時恣意飲食，讓細胞因為缺乏氧氣死去，進而喪失健康的話，堆積如山的金銀財寶也可能在一夕之間花費殆盡。

反之，即使身無分文，只要遵照法則用餐與飲水，養成健康習慣，使細胞能自行生產不足的養分，根本改善細胞體質的話，就再也不需要羨慕任何榮華富貴了。

實踐生命法則與養成規律飲食習慣的人，可謂是真正的富人，而擁有雄厚財富，但過著毫無節制飲食生活的人，即使外表家財萬貫，內在卻只是個貧乏的人。

世間所有的人都憧憬富者生活，終其一生都在追尋金錢。接著好不容易過著富足的日子，卻被無知的飲食習慣所產生的疾病纏身，並為了治病又把金錢花掉。如此被金錢所蒙蔽，又為金錢所苦的人生，不是非常貧乏嗎？

無論是富人還是窮人，不都是一天吃三餐嗎？既然如此，若能過著規律的飲食生活，同時又可以過著正常的社會生活，就是最富裕的人。

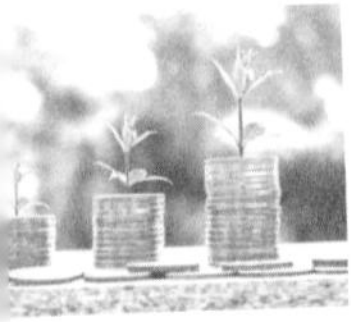

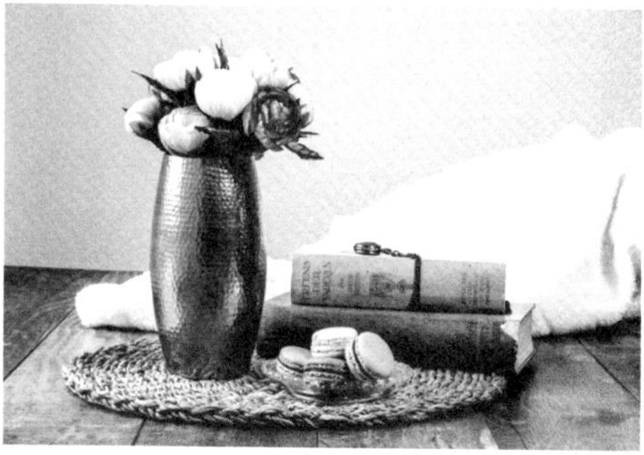

12. 超越卡路里學說

可以用簡單的實驗證明卡路里學說招來萬病。混合我們身體所需的三千卡路里的一定食物和一點五到兩公升的水，持續吃一到三個月，會出現意想不到的症狀。

我們的身體持續吃三天相同的食物，就會調整為可吸收該食物的養分。現今許多人暴飲或暴食，每次的食物都不一樣，身體反而不易吸收。

為了幫助大家了解，我舉例來說明。今天去李家，明天去金家，後天去朴家，不管吃多好的食物，身體吸收的量都不多，這時國民細胞會消化排泄不需要的東西，最後因疲勞而死。

倘若對於這句話感到懷疑，醫學界的人士或是讀者，可以根據前述的話進行試驗。人的身體就算只吃一種食物，過了三天，細胞就會自行調整，變成只吃這食物也能活下去。有實例指出只喝水，只吃泡麵，或是只喝可樂，只喝啤酒就能活下去的人。

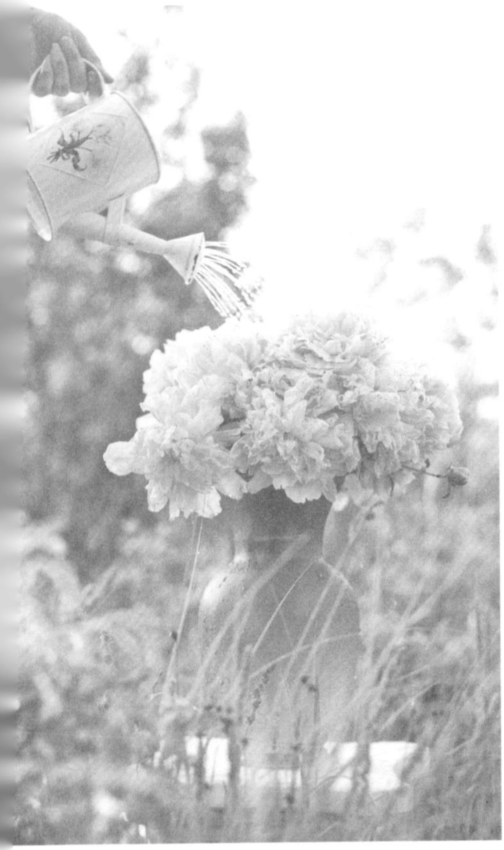

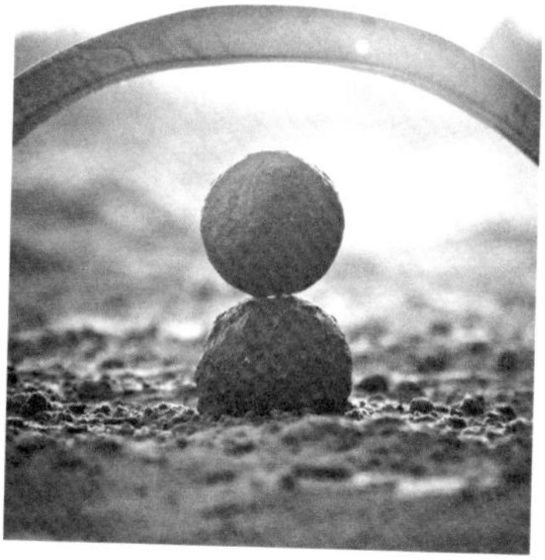

13.
從客觀意識到主觀意識

一天必須喝一千五百到二千CC的水，攝取二千八百到三千卡路里的食物等，這些時下的飲食文化，都是依據營養學說而來的。因此大家都不在意當下的時間，只要找到進食的機會，就會想辦法吃得更好。這種客觀性的生活觀念占據了所有人的生活。

無論是實行飯水分離中的一天三餐、兩餐或一餐，只要徹底調整飲食習慣，就會產生體重急速下降、出現肥胖紋以及外貌衰老等情形。

這時候家人與親朋好友們就會異口同聲地勸阻，

希望你立刻停止，但請勿跟隨這種客觀性的想法。抱持著「看起來只有皮包骨又怎樣？看起來衰老又怎樣？只要內心輕鬆、精神充沛、身心狀況良好就好了」的主觀意識，繼續實踐飯水分離吧！因為減輕的體重會重新恢復，皺紋會消失，氣色也會變得非常好。

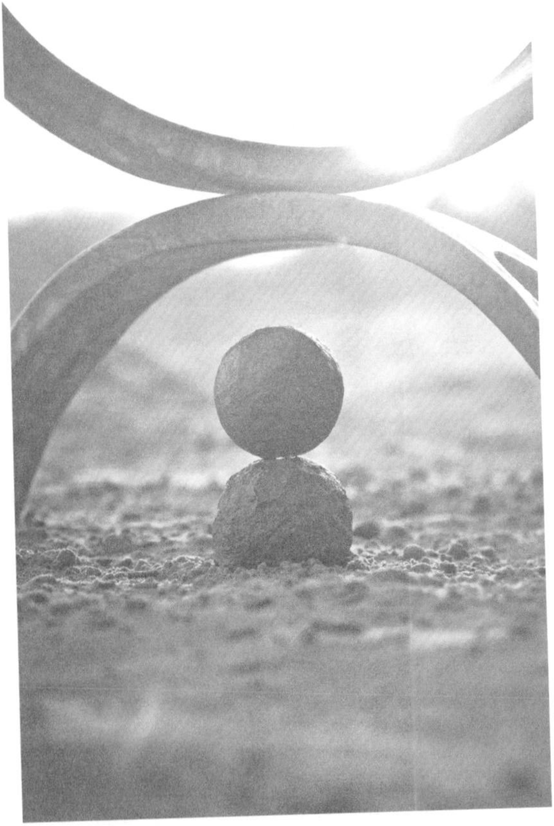

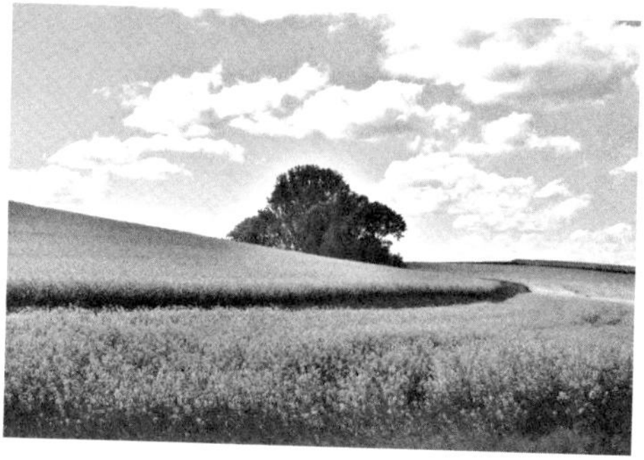

14. 看遠一點，平靜的生活吧

東方人和西方人各自進行都市計畫時，西方人似乎更具遠見。看巴黎和倫敦！現今依然還保存著幾百年前建設的都市構圖，只是其已轉變為現代的樣貌。

這樣的眼光應該也適用於人生觀。對於生活的眼光越高，就會得到同等的幸福。現代人大部份都只偏重於物質的眼光，只相信眼睛看得見的現實。然而相較於無形的東西，眼睛看得見的東西只不過是冰山的一角罷了。

就好比天空與地面，天空的現象都是無形的。雖然是無形的，但是卻擁有創造出所有東西的要素。這就是陰陽飲食法的「宇宙的公式」。所有東西都是根據公式移動，而不是由某位神祇或個人任意而為。

不管擁有多少財物或是學識有多高深，目前自己只要可以呼吸一口氣，吃一碗飯和喝一杯水，這樣就足夠了。因此賢明的人，應該妥善運用自己享有的時間和空間。

我們的幸福不在遙遠的未來，而是在現在，在這裡決定我們所有的幸福和不幸。現在在這裡，我們應該了解我們自己的身體該怎麼做，才能舒適的呼吸，神給予的生命力該怎麼做才能發揮到淋漓盡致。

這意味著和我們一起的所有人類和生命體應合而為一。請不要忘了可以達到這個目標的最基本，也是最不可或缺的方法就是「陰陽飲食法」。基於這個事實，我們要具備把一千年當作一日，把一日當作一千年的態度。

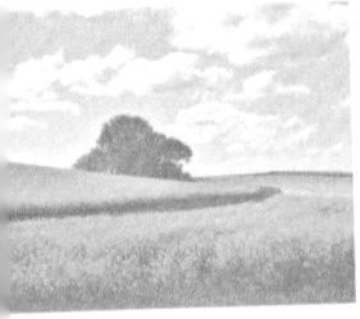

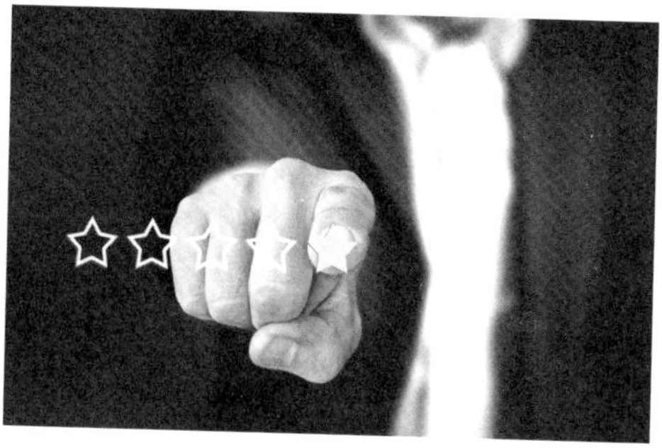

15. 給企業家的忠告

人們生活中最需要的東西就是錢。不管擁有多麼高貴的人格，如果沒有錢就難以在世上生存。雖然是用嘴巴呼喊學問，討論藝術，然而這些都是為了賺錢所做的事不是嗎?這可視為想擁有權力，同時賺錢的方式。

因此筆者認為最可怕的力量就是錢的力量。就個人而言是這樣，就國家關係而言亦同，現實的情勢下就是貧窮的國家只能看富裕國家的臉色。

因此從事賺錢的事業，可說是人類理所當然的本能。但是只專注在賺錢這件事上，經常會危害自己的健康。就算金錢再怎麼好，沒有任何東西比自己的身體珍貴，做事業的人用賺錢的名義，進行第二攤、第三攤的食物招待（酒招待），怎麼不是虐待身體呢？這樣下去最後就會失去健康。

企業家因為強大的壓力和替身體帶來負擔的飲食文化，而損及健康的可能性極高。

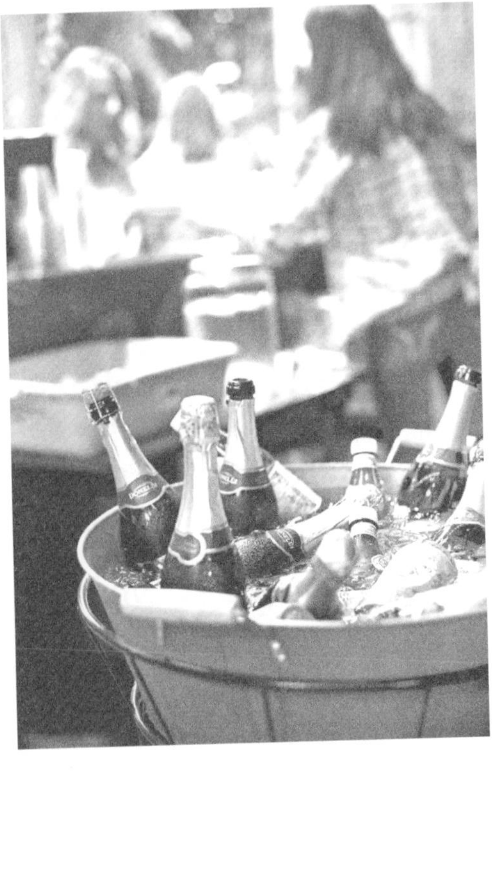

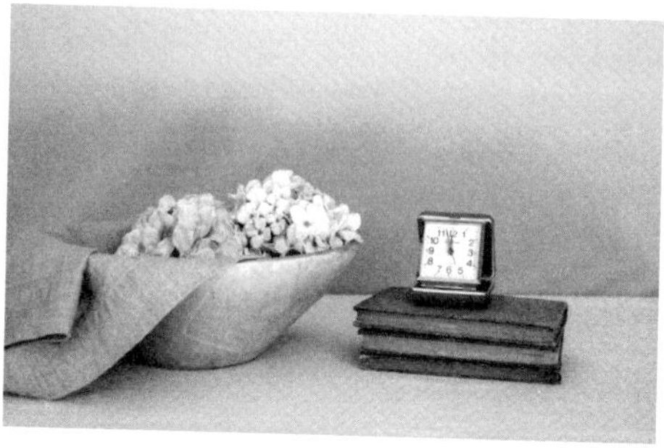

16. 失敗的理由

人類生存的過程中，從小生意到大企業，只有順利或不順利，也就是興旺和倒閉這兩種過程。但是順利時也有可能會倒閉，倒閉後覺得無法東山再起，可是卻又再度興旺，這就是人生。那麼剛開始順利，最後失敗的原因是什麼呢？

雖然有各種可能性，但是筆者認為根本上是因為飲食無節制，過飲過食隨時吃喝所引起。或許讀者會批評這根本就是胡說八道，就讓我一一說明為什麼會因為食物而失敗。

人是懷抱著一天可以吃三餐的「祿」，和可以無限生產不足東西的「福」而誕生。也就是說人和福祿一起誕生。

舉例來說，一天只吃一餐，然而因為事業上和人際關係上，重複的暴飲暴食，在幾個月內吃光一年的食物，祿就會不足，沒有祿的話，就沒有無限生產的力量，福也會消失。

還有如前所述，吃混濁的食物，血也會變混濁，暴飲暴食後，會因為氧氣不足，造成細胞鬆散，心不在焉，且變得貪心，精神渙散，專注力下降，智慧之眼被蒙蔽。在這樣的狀態下，無論知識有多高，以欲望之眼和心奔走，只會摔得四腳朝天，撲倒在地，全身傷痕累累，最後以失敗告終。

在日常生活中，尤其是經營事業時，應常保有祈禱的心情，並徹底的遵守飲食法，乾淨的吃喝。這樣一來血液就會變澄淨，思慮格外清晰且注意力集中。因此就會產生慧眼，提升智慧，容易看懂時代的脈動，且善於判斷投資時機。對於這樣的人而言，沒有失敗，而能右手掌握生命的皇冠，左手掌握富貴的皇冠。

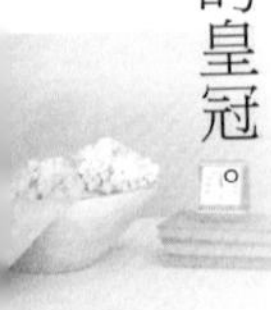

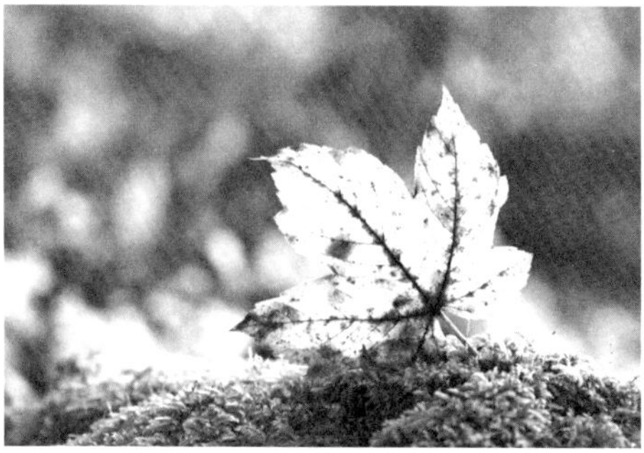

17. 失敗時斷食

我們在日常生活中，總容易忽略身體內部，覺得只要外在的事物順心，一切就會獲得改善。事實上，無論是發生了悲傷或快樂的事，對於內在都可能造成致命的傷害。因為只要有快樂的事情，我們就會暴飲暴食；有什麼悲傷的事情，我們也會暴飲暴食。

因此只要發生事業失敗或任何無法解決的複雜事情，難過到想要自殺的時候，就要抱持著為內在著想的心情，嘗試進行連一口水都不能喝的完全斷食！

通常只要進行四到五日，但也有人進行八到十二日。只要開始進行斷食，就會出現飢餓、口渴、反胃，以及任何不曾出現過的苦楚。而想要戰勝各式各樣苦楚的內心交戰，也會令想要自殺的心情無法再進行下去。斷食的痛苦與禁食的痛苦是任何痛苦都無法比較的。

因此外在那些無法解決的事情，甚至想要自殺的意念，也會因為身體內部的痛苦而消失。當斷食結束並開始進食後，身體內部就會變得輕鬆，心情也會變得穩定，更會浮現解決外在問題的智慧。甚至被債務所苦的人，內心也會變得自在。

如果一次的斷食依舊無法解決問題，就再試一次吧！絕對會找到答案。

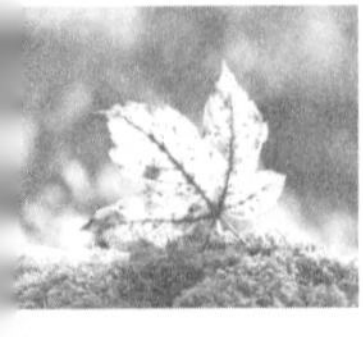

斷食時的注意事項

一滴水都不喝，斷食後剛開始進食時，請務必要記住吃晚餐，只吃不含水份的乾食物，水在兩個小時後才能飲用。斷食結束後要先喝水這是客觀的常識，完全斷食後要先吃乾的食物。

完全斷食後如果先吃湯湯水水之類的東西，就看不出斷食的效果，最後還會破壞身體，因此務必要記住，復食時一定要先吃乾的食物。關於詳細的內容請參考《飯水分離陰陽飲食法》。

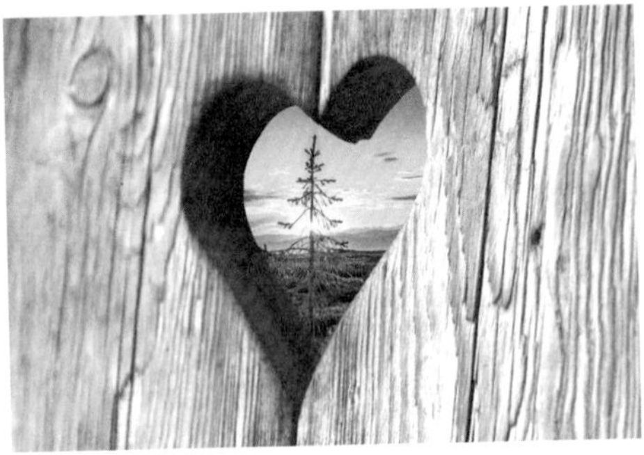

18. 相信第六感

人們總是眼見為憑，或是相信別人說的話，卻無法聽從真正發自內心的聲音。內心的聲音並非像鐘聲般聽得見，而是以第六感或直覺呈現的。

我當然也有許多因為明知道那是自己的第六感或直覺，卻只相信眼前所見或只聽別人的話而失敗或後悔的事情。當身體傳出第六感或直覺的聲音時，若是任意妄為，想要拿自己當實驗品的話，就會發現自己的第六感與直覺絕對是正確的。

在聽完我至今的親身體驗後，相信各位讀者也會有同感。

某天我懷抱著「能坐著抵達就太好了」的心情搭乘公車，上車後卻發現乘客非常多。原本因為沒有座位而站著，卻發現坐在我前面的乘客正搖搖晃晃地打瞌睡，而兩排後的乘客不斷地觀察窗外的景色。我靠著眼前所見的判斷，認為搖搖晃晃打瞌睡的乘客一定會去很遠的地方，而慌慌張張觀察窗外的乘客應該很快就會下車，所以就換了位置，站到四處張望的乘客旁邊。

但結果卻出乎意料之外。原本在打瞌睡的乘客突然間驚醒，而且猛然站起來後立刻下車了。看著這樣的情景，心中不斷為了沒有聽從想要坐在那個座位的身體的第六感，任意換了位置而感到無比後悔。結果坐在我前面，看來很像要馬上下車而東張西望的乘客，直到我下車為止都還一動不動地坐在座位上，更是令人懊惱。

我居住在禿山洞時，也發生過這樣的事情。

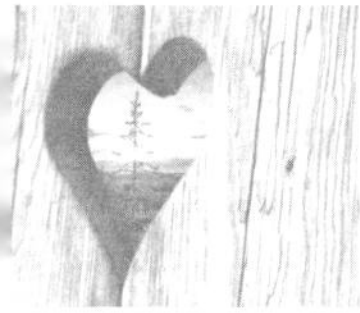

由於上班地點在祭基洞，所以搭乘計程車無論是從鷺梁津、龍山方向，還是從永登浦、麻浦方向過去，費用都差不多。

某天搭上計程車前，內心的第六感想著應該要從鷺梁津方向過去，但等到搭上車時，司機問我：「要從哪個方向走？」，我卻無視於內心說要往鷺梁津去的聲音，反而告訴司機：「您應該比較清楚這個時候哪個地方會塞車，就按照您的想法走吧！」這時司機也同意空軍部隊前在尖峰時刻很容易塞車，應該往永登浦方向走。

結果舊雨新劇場前方到永登浦彩券這一段路，因為道路整修而封閉。最後只好繞進小路，按照我的第六感回到鷺梁津。我一面後悔，一面想著「今天又違背第六感了啊！」

在與朋友約好見面的日子，早上起來卻莫名其妙不想出門，但因為有重要的事情必須見面而勉強自己出門後，卻發現所有事情都不順利。

或者是明明把貴重的物品收好，要用時卻怎麼也找不到。在走路、工作，或是無意識地坐著的時候卻突然想了起來。

「啊！原來在那裡啊。」

浮現這種想法時，只要去那個地方找找，就會發現之前怎麼也找不到的東西卻好端端地在那裡。平常只要實踐正確的飲食法，體內神聖的自我就能清楚分辨所有的事情會順利與否。

請您在感覺到幽靜時問問神聖的自我。那麼自我就會藉由第六感確切地傳達出來。正確地飲食，就能產生這樣自在舒適的心靈。

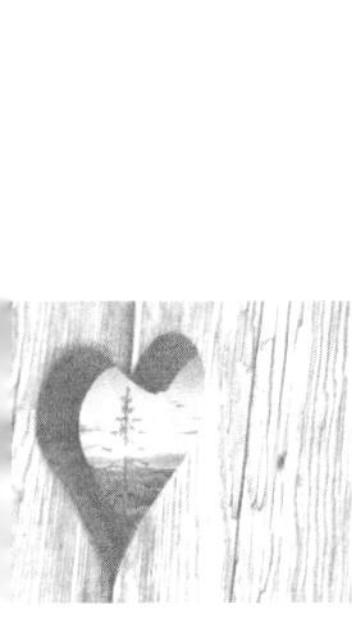

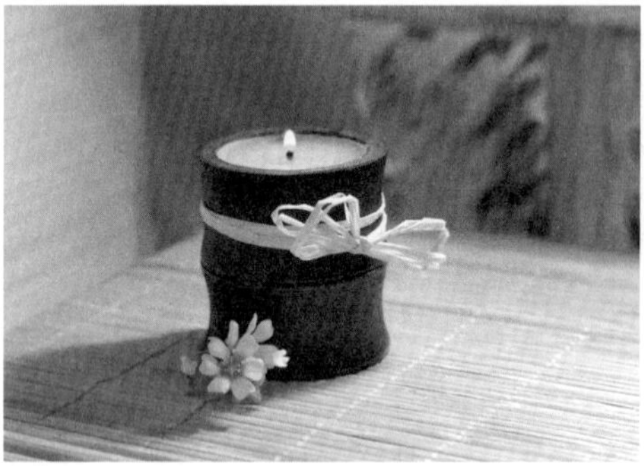

19. 內在的自我

有一次，一位讀者很嚴肅地來找我。

「老師，我是在大邱八公山中祈禱的人。在我祈禱的時候，總是會出現一位年輕人看著我，卻又立刻消失。我不明白這到底是什麼意思？」

這時我請他在那個人下次出現時，不要只是看著他，而要問他是誰。

「他絕對會回答你的。」

一年後，那個人又再度來訪。

「不久前我在祈禱時，那個人又再度出現了。我按照老師的吩咐問他是誰，他卻說如果你都不知道我是誰，那還有誰知道。接著就消失了。」

我對那個人說：「出現在你眼前的那個人不是別人，正是你內在神聖的自我。他是因為你全心全意地祈禱，在你祈禱的時候為了傾聽你的願望而來的。如果他再度出現，就請用純潔的心靈詢問他所有的事，存在於你內在的神聖自我會回答你的。」

無論是誰，只要全心全意地進行祈禱生活，眼前就可能會出現老爺爺、老婆婆、女人、男人、童子等。他們都是為了傾聽與解惑而來。

許多人都以為那是在祈禱時接收到神的開示，但請大家要明白那並非神，而

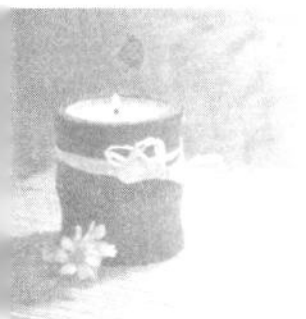

是內在的自我。

神不存在於自己以外的地方，只存在於自我體內。也就是上帝與佛祖都在自我體內的意思。

內在的神聖自我就像剛才提到的，經常會以不同的樣貌出現。不過請各位記住，若向祈禱時出現的自我提問，並想利用得到的解答滿足貪念，就會遭受相當大的災難。

其實內在的自我反而越少出現越好。為什麼?因為這會消耗內在的氣神。只要努力實踐飯水分離的修煉並改善體質，就能成為神。

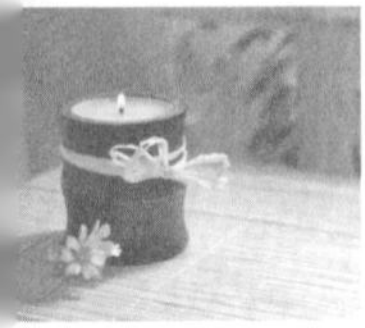

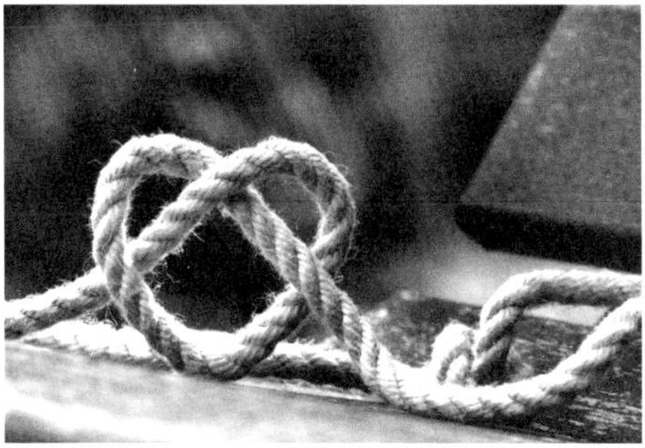

20. 向五臟六腑懺悔

這裡所謂的懺悔，並非宗教層面上對於罪惡與錯誤的悔改，而是在飯水分離的理論中，向自己的身體器官進行懺悔。

例如，精神是總統，心是副總統，五臟六腑是各部會的長官，細胞則是國民；也就是我們的肉體可以比喻成一個國家。

倘若違法或做出脫離宗教規範的行為，就會藉由承受肉體外的苦楚而遭到懲處。然而過度暴飲暴食毫無節制的飲食習慣，則是對自己的身體犯罪。相較於懺悔肉體外的罪行，更需要對自己的身體敬以數倍的誠意來祈求諒解。

我以飯水分離創始者的身分，在此先行代表全人類向自己進行懺悔。

第一，給腸胃與脾臟

我的腸胃！

我這無知的人類由於自制力薄弱，無法忍受美味與食慾的誘惑，無時無刻不過度飲食，不知造成您多麼巨大的負擔，對您犯下了大錯。

但如今我已知曉生命法則，決心按照法度規範將進食與飲水時間分開，願您現在開始更奮力地分泌消化液，或是即使我食用了不良食品或致癌物質，也請您發揮殺菌力，完全清潔我的身體。

第二，給肺臟與大腸

我的肺臟！

我這愚鈍的人類被食慾蒙蔽了雙眼，不知節制地恣意飲食，讓您毫無休息的餘地，不僅加重了腸胃的負擔，還讓您不斷被迫向五臟六腑與各細胞輸送氧氣，您想必非常地辛苦吧！

但如今我已決心確實遵守生命法則，注重進食與飲水的時間，過著自制的生活，願您更仔細地將氧氣輸送到各個細胞。

第三，給腎臟與膀胱

我公平的腎臟！

將我食用的所有東西產生的毒物與不良物質，細心地全數淨化，並使其能夠正常排泄，您想必無比地辛勞吧！

我這低劣的人類遺忘了您的辛勞，不分青紅皂白地吃下許多既鹹又辣又刺激的食物。但如今我已決心實踐節制的飲食生活，確實施行飲食規律，願您將我體內所有累積在角落的有毒物質一一清除乾淨。

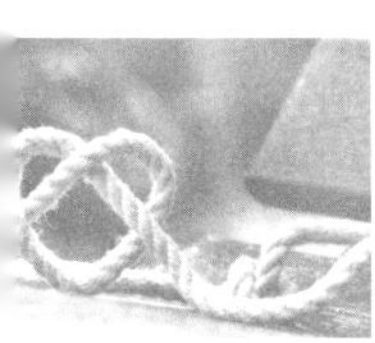

第四，給肝臟與胰臟

代表著沉默與慈悲的肝臟！

我這卑微的人類，總是無視於安靜地承擔重大任務的您，胡亂食用聽說有益健康的補藥與高蛋白食物，甚至還豪飲了許多酒，不斷忙於清血解毒的您，該有多麼地委屈與疲憊呢？

但如今我已決心實行飯水分離，該吃的時候才吃，該喝的時候才喝，利用空腹時間讓您充分地進行酒食的解毒工作，願您就此不再勞累。

第五，給心臟與小腸

充滿關愛的心臟！

我這愚昧的人類，以為只要不挑食就是健康養生，因而食用了許多高蛋白食品與肉類等脂肪，不僅讓血液變得混濁，更讓血管逐漸變得狹窄而面臨危機。要不斷淨化長達十公里長的血管中的血液，您該是多麼地精疲力竭呢？

但如今我已拋棄毫無節制的飲食習慣，遵守飯水分離的理論，實行減食與順應陰陽的飲食生活，讓血液能保持純淨。願您將以往阻塞硬化的血管重新變得柔軟，並徹底清除依附於血管中的囤積物質，使氣血循環得以暢通無阻。

第六，給細胞們

分布在人體各處，數量超過數十兆，如同國民般的細胞們！

我仗著營養學說與味覺，讓我的肚子總是裝得滿滿的，使得新鮮的氧氣無法及時送達，您肯定是非常飢餓難耐吧？

國民般的細胞們啊！現在我終於明白自己犯了多麼嚴重的錯誤。

如今我已拋棄只想把肚子填滿的飲食習慣，願意遵守生命法則，讓所有的食物都在適當的時間進入體內，願您暢快地吸取充分供給的優質氧氣，過著滿足且充滿活力的生活，即使有任何可惡的疾病或毒物入侵，也請您奮力阻擋，永遠守護著我。

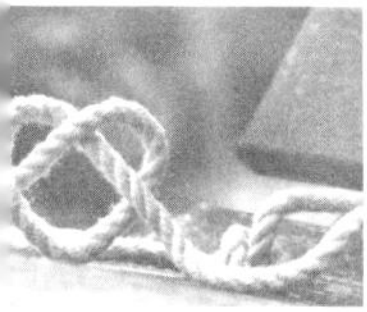

第七，給五臟六腑與細胞們

五臟六腑與細胞們！

請您原諒我是個多麼愚昧又無知的人類，即使看了、聽了也無法領悟。請您原諒我是個多麼缺乏自制力又多麼不懂事的人類，無法體會配合陰陽變化來進行減食的真理，只要是美味有營養的食物，我就認為是對健康人生有益的東西，完全不分辨進食時間與時段，就這樣過著隨意飲食的生活。

我將會跟隨生命法則並實踐飯水分離，拋棄舊有隨意飲食的習慣，徹底區分進食與飲水的時間與時段。對於過去毫無節制的暴飲暴食誠心懺悔，並確切改正。

我終於明白，所謂的進食與飲水，都只是為了五臟六腑與所有細胞所進行的動作。

我終於明白，所謂的人生並非短暫出現並隨即消失，而是運用永恆的生命之光創造全新的生命細胞，並在生命法則內永遠閃耀著光芒。

我終於明白，將飯與水分開食用，二十三歲後不依據營養學說，盡可能減食為一天兩餐，努力調整心態，正是對自己的心靈與肉體所做的最正確選擇，甚至是青春、活力、健康與歡喜的來源。

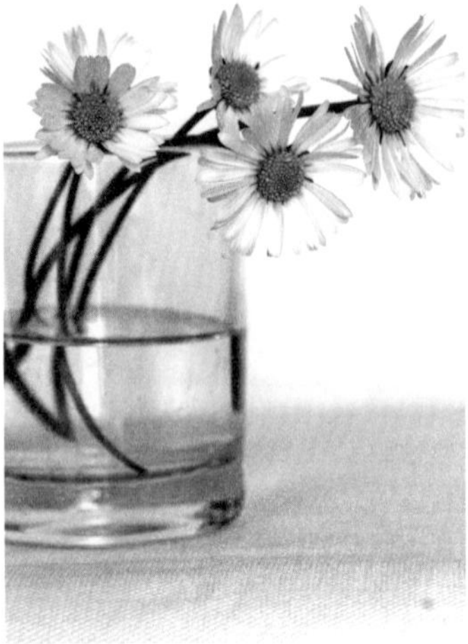

21. 真正的環境運動

目前無論是國際或社會上，均展開了拯救地球的環境運動，但大家卻不了解從根本拯救環境的意義，認為只要拯救外在環境就可以了。

基本上現在的飲食文化實在太過缺乏節制。飲食所產生的垃圾帶來極大的環境破壞與汙染。因此我認為，外在環境運動雖然相當重要，但只要做好內在環境運動，外在環境自然就會變得乾淨。因為只要改變飲食習慣，就能將目前的飲食垃圾減少至十分之一的程度。

現在除了要努力進行地球村的環境運動，更要努力實踐如同小宇宙般的身體內在的環境運動。所謂的內在環境運動，正是將飲食以時間作區隔分開食用。這樣一來，不僅氣血循環增強、血液變得清澈、體內變得乾淨、皮膚變得光滑、氣色變得紅潤，也能向其他人展現出美麗的面貌。

如果將我們的身體比喻成社區，就好像進行新社區改革一樣。如同大韓民國曾經靠著新社區改革獲得生活品質上的躍進，全人類都必須藉由身體的新社區改革，實踐拯救環境的根本運動。

拆除茅草屋、拓寬社區路
提升總所得、創造富家村
高品質家園、由我們守護

只要是三十歲以上的韓國人，一定對於這首新社區歌曲耳熟能詳。現在我把

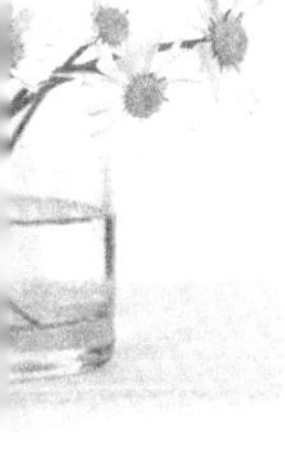

其中一部分改成：

拋棄暴飲食、拓寬血管路
增加新細胞、創造富家村
高品質家園、由意志守護

現在全人類都必須藉由身體的新社區運動，由根本進行內部的環境改革。只要內部環境變得乾淨，外部環境自然會獲得改善。

第一，若能不煮湯或火鍋，食材費用只需要三分之一
第二，減少食材殘渣，降低環境汙染
第三，洗碗水量減少
第四，拋棄營養學說後，生活費用降低
第五，節省許多時間
第六，身體更加健康，無需藥品或醫療開銷

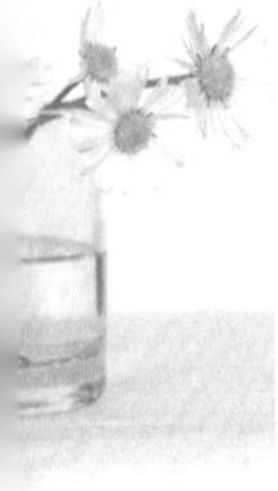

22. 真理只有一個

大家都同意「真理只有一個」的想法。特別是許多修行者為了尋找唯一的真理，徘徊於尋找各種途徑。然而這唯一的真理卻到處都找不到。無論是去廟宇、去教會、找修道之人、看古籍或是到深山尋找數年，卻仍然找不到。

為什麼呢？因為他們都忘了自己。讓我舉個例子來幫助大家了解。以共有十個人為例，算數時如果忘了數自己的話，怎麼數都會只有九個人而已。從自己開始數一、二、三的話，就能數出十個人；但忘了自己而從旁邊的人開始算的話，就算數一千遍也只有九個人。

因此，人類數千年來持續不斷地想要尋求真理，也為此做過各式各樣的修煉與苦尋，但至今卻依然彷如在漆黑的夜裡徘徊。現在，我決定要公布答案了。

那唯一的真理就是自我。也就是我就是唯一。所有人類的歷史都是由一開始的。聖經上說耶穌是上帝的獨子，佛祖說：「天上天下，唯我獨尊」。然而基督教卻認為只有耶穌是獨子，佛教認為只有佛祖是唯我獨尊。但這世間的所有人都是獨子，都是天上天下唯我獨尊。

「天頂上、天底下就只有我一個人存在。」這句話的意思是，有我才有這世界，沒有我就不會有這個世界，所以必須要將守護自我的修煉生活化。我在尋找的修行不存在於深山、洞穴或幽室內，只要實踐飯水分離，根據法則進食飲水，就能明白「真理只有一個」的真諦。

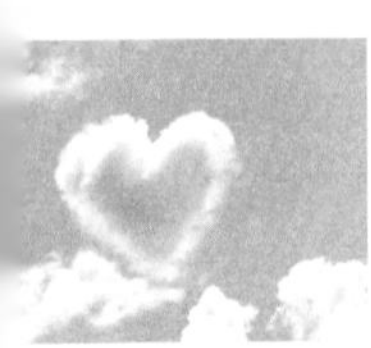

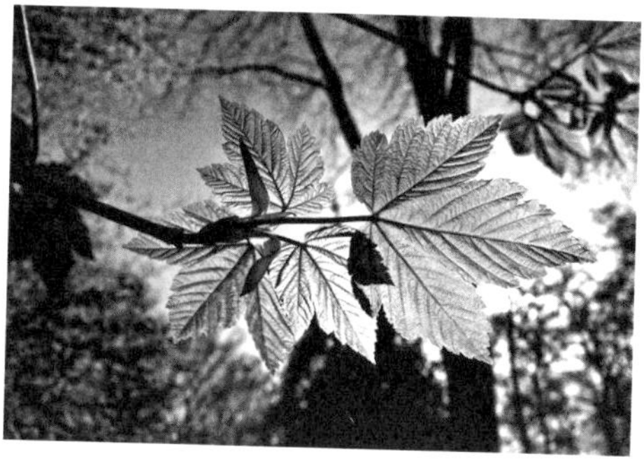

23. 復活的概念

所謂的「復活」，就是新生的意思。復活的真諦，其實是指讓自我重生。也就是當精子遇上卵子，在母體中形成胎兒誕生在這世界，幼兒離乳可食用固體食物，接著在食用固體食物的階段進展為擁有氣食能力的靈體時，這就是復活的真義。

某位演講者曾說過這樣的比喻：小麥快要腐敗時，表示將會有豐盛的收穫。並不是因為小麥快要腐敗才有豐盛的收穫，而是因為小麥復活才能得到收穫。假設小麥腐壞了，就無法發出新芽或得到收穫。也就是說，小麥的復活是發生於具有生命的時候，要是已經腐壞，就無法復活了。

同樣地，人類必須在生存時改善體質進而獲得不死之軀，倘若已經死亡，就無法逆轉命運獲得重生。因此必須將原本屬於土地的肉體，轉變成屬於上天的體質。換句話說，食用土地生產的食物的人屬於土地，而食用上天的氣食的人則屬於上天。

我們就是為了成為上天的子孫而從精子開始，經過數次的重生階段達到重生的目標，而成為屬於上天的人。這就是復活的真正概念。

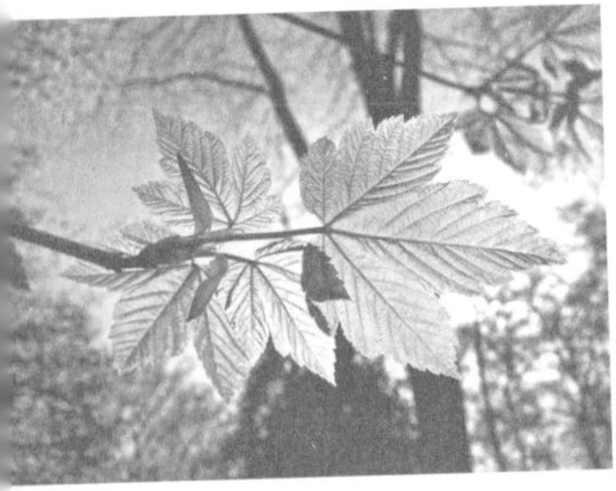

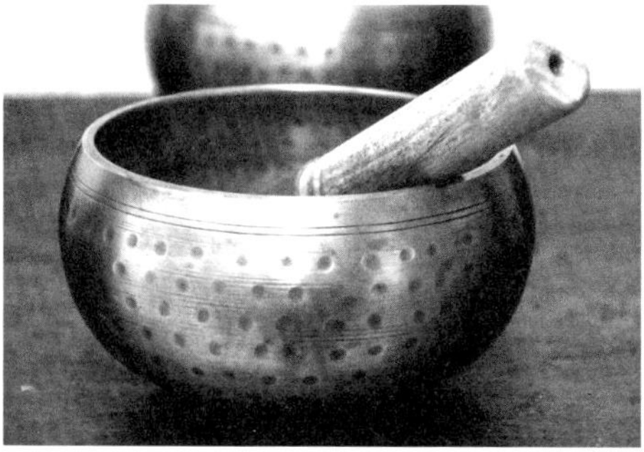

24. 何謂宗教

倘若用一句話來解釋所謂的宗教，可說是讓人們對於無法預知的未來充滿希望與夢想的教育機構。他們的理論將死亡視為宿命，而人們為了在永恆的死亡世界中擁有美好生活，必須在生存於這世間時做許多美麗的善行。

就好像讓孩子看偉人傳記或漂亮的圖片，讓孩子擁有希望與夢想一樣。假若在童年無法得到母親溫暖的關愛，也無法得到傳播希望與夢想的教育，這個孩子就有可能度過坎坷的生活，也可能墮落成不良份子。

在未開化的時代裡，由於文盲眾多，知識、科學尚未發達，因此只要力氣大就能獲得好待遇。這時若沒有以宗教理論為基礎的精神領袖，世間就會變得無法無天。也就是只要身體有力量，就能為所欲為的紛亂世界。所幸自古以來人類都能藉由宗教整頓世間倫理，現在才得以擁有如此燦爛的文化發展。

然而今日卻因為尖端科技發達、精神文化提昇、知識能力增強，並藉由法律維持社會秩序，也就是所謂的物質萬能時代，逐漸變成只要有錢就能隨心所欲的世界。因此從今日的角度來看，宗教性的理論變成了整頓精神秩序、帶給人類關愛與慈悲以及溫情的暖流，讓社會更加美好與豐饒的角色。

二十一世紀正是二十一歲青年的時代。現在正是經過幼兒與少年，脫離父母懷抱，改變自己人生並開創新世代的最佳時機。也就是從國家、社會與宗教性教育中畢業的時候。

就如同孩子成長後，就要脫離父母懷抱，開創自己人生並生存下去一般，若已在宗教與法律的戒律與教育下提昇了自我的精神文化，就必須趕緊從那種戒律與律法中解放，創造屬於自己的宗教。

今日的宗教正是在未開化時代與金錢萬能時代下，用關愛與慈悲包容著人類的孤獨與徬徨的教育機構。而如今我們正面臨二十一世紀，這個已成長的時代。這正是脫離戒律與律法，創造全新生命宗教的時候。即使現在我的生命與成長都是自然發生的，但若創造了屬於自己的生命宗教，就能成為連死亡也無可奈何的自我生命主宰。

「法律左右著壓力的力量，金錢左右著法律的力量，真理左右著金錢的力量。」

能了解這句話深遠真諦的人，就能了解隨著時代變遷而改變的飲食之法是多麼強大與重要。

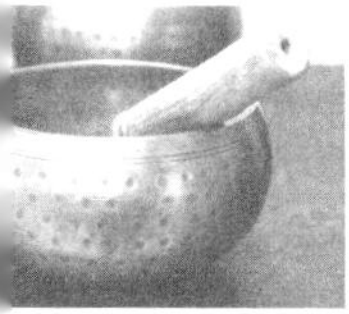

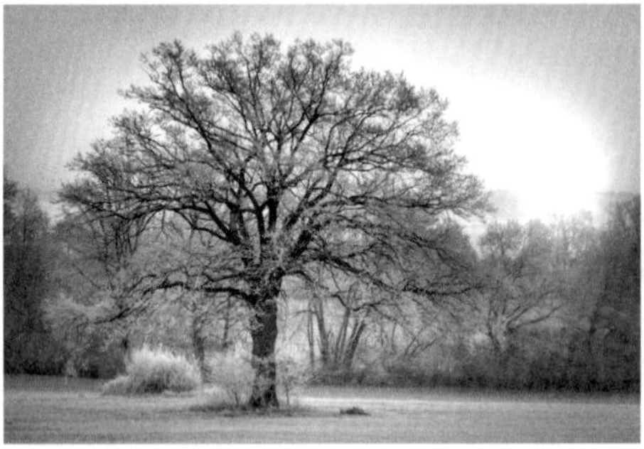

25. 永生論和末世論

讓世界變亮又同時變昏暗的精神文化雖已提升，實際上卻朝著相反的方向前進。從高學歷者的殘忍犯行看來，更讓人心有戚戚焉。

沉醉於永生論，數十年來奉獻心力，最後留下的只有疾病和老化罷了。熱衷於末世論，以光榮從事信仰生活，結果只是散盡家財，對於信仰生活的信賴降低，聽到某些讀者這樣說，不由得感到心寒。

現在不要被永生論和末世論欺騙。永生是在改變體質後才有可能。以組織的戒命和律法教導的理論和教育，是根本不可能達到永生。

「末世」是舊約時代經常說的話。人們做出忽視倫理與道德的行動時，會說「這就是末世！」然而隨著時間流逝，尖端科技發達，變成適宜人居的世界，末世卻沒來臨。肉體的國度，也就是我死的那一刻，就是世界結束的那一天。

現在，不要以組織的戒條和律法四處徘徊、尋找被呼喚為神的教主，試圖尋找虛無縹緲的某個東西，要成為可以左右身體六十兆細胞的教主！也就是成為掌控自己六十兆細胞的主人。這樣一來不僅能得到永生，也不會有末世這種人生結束的事了。

請記住可以前往的道路除了遵守飲食法之外沒有別的方法了。

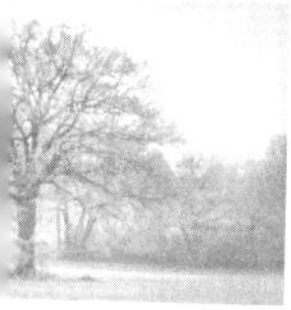

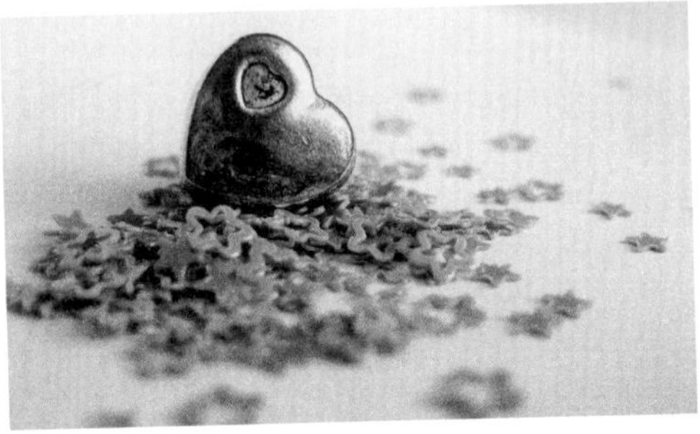

26. 職業不分貴賤

人們總是說職業不分貴賤，但實際上卻因為職業的貧富差距，以及人格的差別而有不同的觀感。另外人們也常說要「謙虛、低調」，但卻對於職業不分貴賤，以及謙虛、低調的概念一無所知。因此無論心中再怎麼想要謙虛、低調，卻依舊以職業來秤量人的斤兩並改變自己的態度，也依舊倚恃著學歷而變得高傲與自滿。但若了解這個觀念的真諦，高傲與自滿也就消失了。

這個觀念其實很簡單。只要讀者在生活中懷抱著下列想法，就不會做出傲慢的舉動。

無論階級多高、學歷多高的人，都在擦皮鞋的人面前彎下腰吧！
為什麼？因為擦皮鞋這件事，那人比我專業多了。
在清潔工面前彎下腰吧！
為什麼？因為打掃這件事，那人比我專業多了。
在警衛面前彎下腰吧！
為什麼？因為警備這件事，那人比我專業多了。
雖然犯下竊盜與詐欺的人必須受到法律制裁，但也在他們面前謙虛地彎下腰吧！
為什麼？因為那些人讓我對於這種事更加警覺。在貧困的時候總是有逼不得已的事。
就像這樣，將世上所有的人都想得比自己高貴吧！因為有皮鞋匠，我的皮鞋才會乾淨；因為有清潔隊，街道才會乾淨；因為有打掃幫傭，家裡才會乾淨；因為有警衛，才能放心離開家裡；因為有部屬，才能晉升到更高的位置。這正是所謂的職業不分貴賤。

人們擁有越高的學歷，照理應該更謙虛，但卻相反地讓學歷變成一種分水嶺，產生了驕傲與自滿並失去自我。不過在飲食方面，無論階級高低、成就高低、學歷高低、財富多寡，都完全沒有差別。

所有人都是為了一日三餐而努力，卻因為不懂得飲食法則隨時隨地飲食，這仍然是一種由於權位主義與傲慢所導致的失去自我。

現在起，一日三餐都遵照法則進行吧！如此不僅可以習得職業的珍貴、謙虛或是低姿態，整個世界也會變得美麗。那正是神所想要創造的世界，也是神所期望的世界。

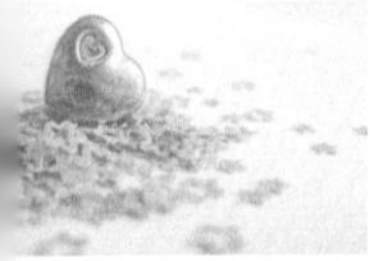

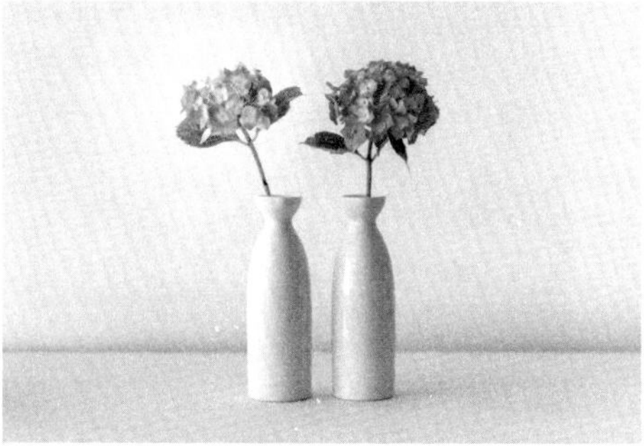

27. 善與惡

在許多人共同生活的社會裡，需要有一定的法度。人們必須遵守法度才能維持秩序，彼此才能安心地生活下去。因此只要違反訂定好的法度就是犯罪，就是惡。

每個人的個性與性情不同，才華與體質也不同，而各國的國法、文化、理念與宗教觀也不同。然而，超越國家、理念、宗教、人種之外，所有人都有一個共通點，那就是只要違反了固定的進食與飲水的生活習慣，就會被視為罪惡。

我認為，善與惡並不是任何人可以輕易定奪的問題。只要各自確實完成被賦予的事情，做錯了再來分辨善惡，接受後再努力地活下去即可。

沒有人能斷定善與惡。有善才有惡，有惡才會有善。倘若沒有惡，善這個詞也根本無法存在，更不能讓任何人下定論。這世間充滿了複雜糾纏的謊言與迫害，人類社會不可能只有善，或只有惡。兩者都存在，才是真世界。

試著將這個概念比喻成人體。人們都認為膽固醇有害，但在肉體的國度中卻多少必須存在。大家都以為堆積脂肪有害，但脂肪也必須多少存在於肉體才能健康。因此世界上必須同時存在善與惡，社會的流動循環，也就是氣血循環才能順暢。

毫無節制地任意飲食是罪，有規律地實踐飯水分離是善，這才是真正的善與惡。

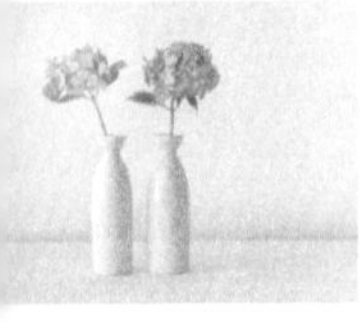

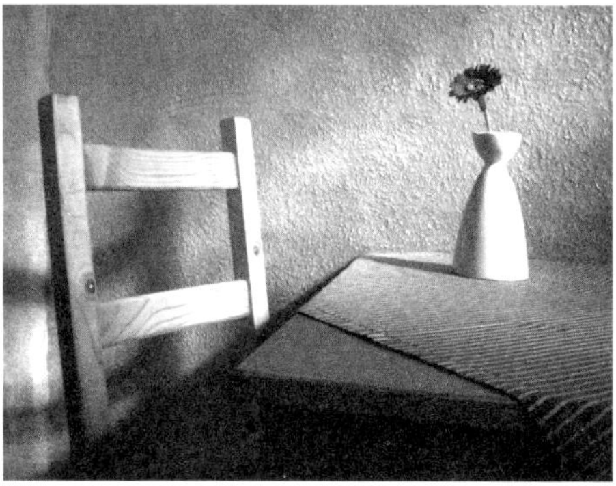

28. 吝嗇鬼和小偷

每個人賺了錢，最好都能繼續過著簡樸又精打細算的生活，但是，即使過著這樣的生活還是要懂得分辨用錢時機。若賺了錢卻不懂得運用，而成了吝嗇鬼，我敢說那還不如小偷。

有德的吝嗇鬼會一分一毫都斤斤計較，然後無私地捐助不幸的人。而連小偷都不如的吝嗇鬼，是在家捨不得打一通電話、捨不得浪費一滴水、捨不得梳洗用的水，卻去別人家中痛快地講電話，到澡堂去毫無節制地開著水龍頭的人。

讓我們來想想小偷所帶來的社會現象。小偷如果偷了一千萬元，這個遭竊的人家雖然很心痛，但卻得到了將來不被偷一億元的教訓。另外小偷偷到錢之後，首先應該會去喝酒作樂，這就讓酒吧老闆得以賺錢生存；喝完酒之後就會想到女人而來到聲色場所，這就讓出賣肉體的女人得以賺錢生存；最後被警察逮到之後，警察、檢察官、法官、律師還有獄官都得以生存。根據某個學者的說法，因犯罪而來的國家經濟占總體經濟的百分之十二。

所謂的貨幣，就是要不斷循環運用，社會流動才會正常，人們才能群體生存。也就是社會的氣血循環才能夠通順。若是不顧一切的只知道節省，這種吝嗇鬼也會因為體內循環不足而產生病痛。

自一九七九年開始至今四十年間，跟我諮詢過的病人中以癌症病患為多數。而大部分的病患性格，於公都是完全相同的；也就是說，他們在公務上的事情、金錢往來方面，或是家務事等都非常會精打細算，但在私底下為他人付出方面卻與吝嗇的小氣鬼無異。倘若生活貧困，無力幫助別人，這是可以理解的，但我卻遇見許多人即使很有錢，也不願意為他人付出。

有錢人的煩惱就是小偷，不過那種小偷只要給他錢，就不會留下任何傷害而離去。但是健康出問題時，若能為了幫助不幸之人而使用金錢，或許病痛就會好轉。

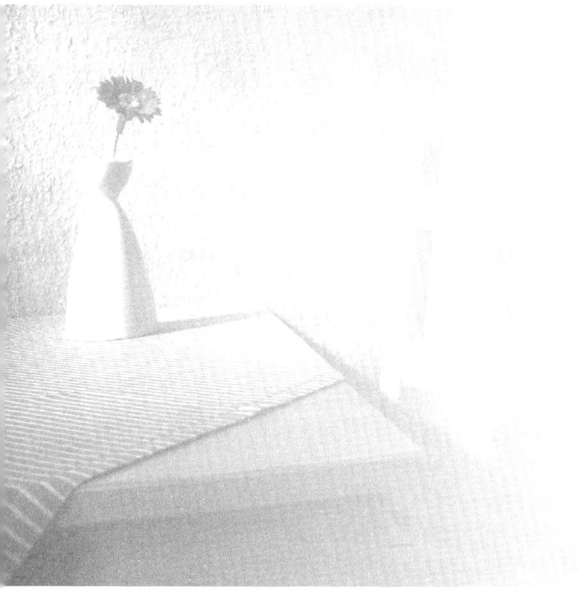

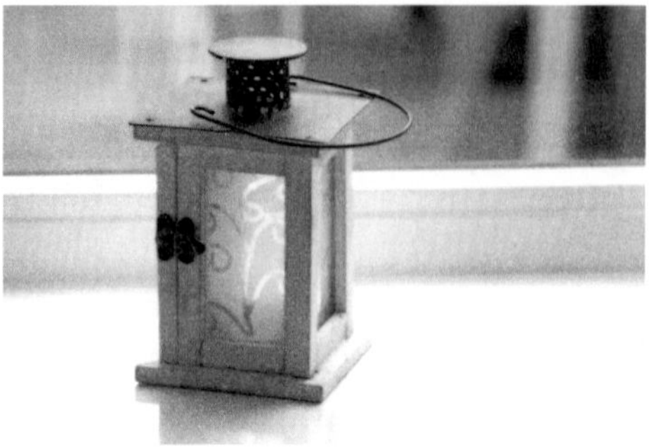

29. 仁術的惋惜

何謂仁術？

治病的醫生應該要對病人全力以赴。筆者認為如果能拯救快死的人，就應不分手段和方法治療。然而現今是物質萬能時代，仁術的真諦已經變質為商術。

病人是商品，醫生是商人。也就是現在是計算病人是否能讓醫生賺錢的時代。但是仁術不得不變為商術是因為，治療病人需要經費。

醫生治病，病人應該給醫生充分的謝禮，因為想要免費接受治療的心情，反而讓仁術不得不變為商術。

筆者經由無執照醫療行為時期的經驗，了解到病人將仁術變成商術的事實。治療麻瘋病、肺病、癌症病人等時，大家都異口同聲的說只要能治療自己的病一定會給謝禮，但是等到病好了，就會找各種藉口，只付不到藥價十分之一的費用。這已經不是一次兩次的事件了。因此我透過數十年來的經驗領悟到沒有任何一個用信念就能治療的病人。

因此筆者認為唯有具備仁術、商術、保安、方便、手段等五種能力的人才是能給予真正仁術的醫生。

但是在錯綜複雜的世界，自己的健康要由自己負責，不是任何人的錯。筆者認為抱持著根據病人的症狀盡心盡力治病的信念，這就是仁術，然而社會的倫理和道德無法接納，這是在現代社會中令人惋惜的事。

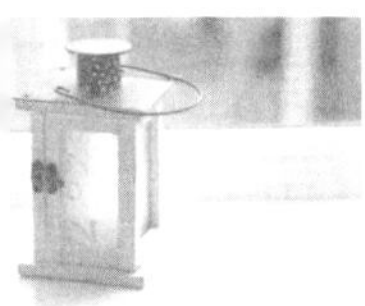

讀者們！如果你生病了就要仔細聽好。

萬病的根源來自食物，要用飲食治病，脫離飲食的話無法用任何東西治病。

了解飲食法，根據這個法則來吃喝時，才能從萬種疾病中解放。

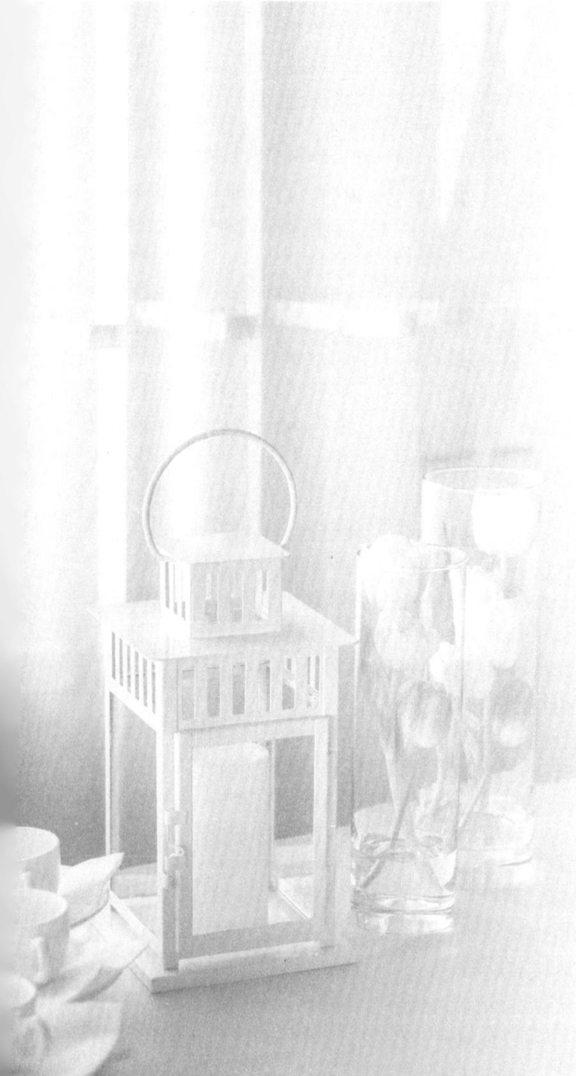

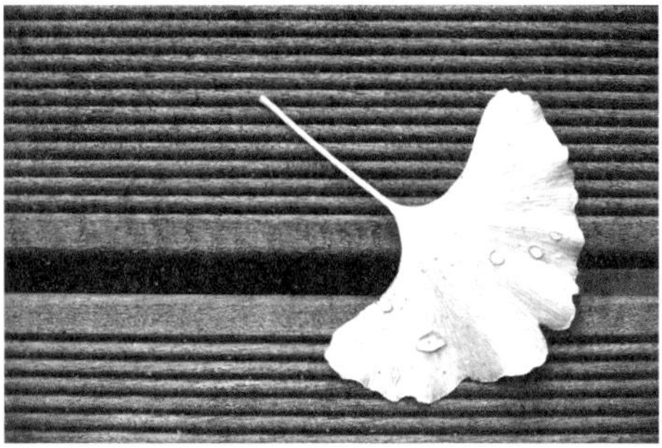

30. 醫生是商人，病人是商品

人類生活的社會大家都是商人。

國家是收稅金的商人，宗教是傳遞教義的商人，醫生是把病人當作商品賺錢的商人。

或許有人會說自己是上班族，怎麼可以被叫做商人，但是你也是賺錢的商店或企業的職員，因此也是商人。

可是只有醫生這個商人是特殊商人。

拯救快死的人，把能賺很多錢的病人稱之為好商品；拯救快死的人，能賺很少錢的病人稱之為壞商品。因此善於治病的醫生是大商人，不擅於治病的醫生只能算是小商人。

現今的仁術是虛有其表。為什麼?因為這是個沒錢就只能等死的世界。

我們都不想成為被當作物品對待的商品，因此千萬不要用過度的暴飲暴食毀壞身體，而應該在健康時實踐飯水分離法，好好守護自己的健康。

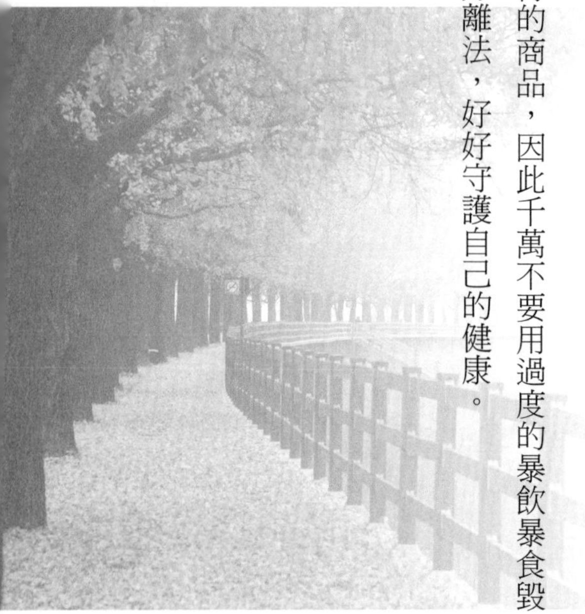

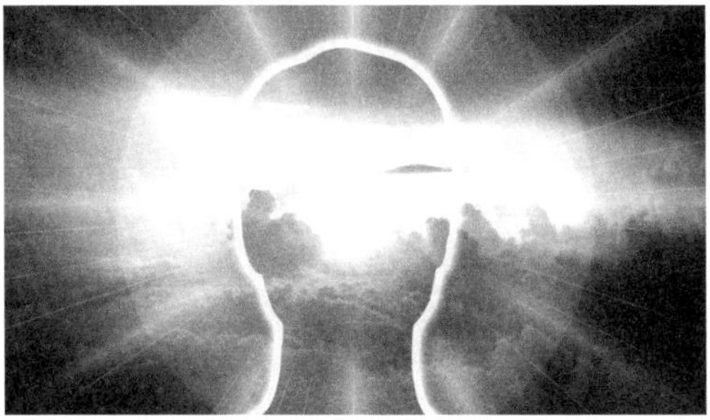

31. 讓國力強盛吧

看電視時看到關於慰安婦和徵召的故事，這讓我感到心痛得止不住淚水。執著於鎖國政策，不了解國家外的趨勢，在黨派鬥爭下，簽訂了如同強盜般的乙巳保護條約，而被奪走國權。

「對，國力強才有個人的主權。沒有國力，也就沒有個人主權。」我這樣自言自語，將肉體比喻成國家，思考內在。

國家的國力要強盛，就需要正確的政策和維持穩定的治安。

但是我可以為我的肉體國度做些什麼呢？無節制的飲食生活和貪吃，帶來腐敗的就是政治人物。

以錯誤的飲食習慣暴飲暴食，引起氣血循環不足，四處累積老廢物，國民細胞在飢餓狀態下，一秒內會有數百數千個細胞死亡。還有萬種病菌會讓國民細胞悽慘的死去。

到寺廟裡懺悔，到教會悔改，可以洗去殺害國民細胞的罪嗎？

嚴重的乾旱讓非洲人民餓死的現象，就如同肉體的細胞因缺氧而餓死。被強擄當慰安婦過著悲慘的生活和強制勞動悽慘的死去，就如同被病菌感染而死。

國家若想進行正確的政治就要消除不當腐敗。這樣一來才能好好維持治安，成為沒有內亂的穩定社會，如此也就不會有外患。因此人類需要有讓肉體之國的國防力強健的智慧。

為此不要進行猶如腐敗政治的暴飲暴食，應和正直的政治家一樣，以有規律的飲食生活習慣讓氣血循環順暢。這樣一來紅血球像內亂般的疾病就不會發病，國民細胞就能過著穩定的生活。像陸軍般的白血球會守護肉體之國，不管任何疾病都無法入侵。

好好的打起精神來。因為不曉得什麼時候內在會發病，外界會有恐怖的傳染病入侵。

天與地之間有我，天上有我的寶座，地上是我的腳墊，天與地都是我的，夫復何求？

筆者領悟到無論大事或小事，凡是我負責的事就盡心盡力去做，只要養成有節制吃喝的飲食生活習慣，就會萬事亨通。

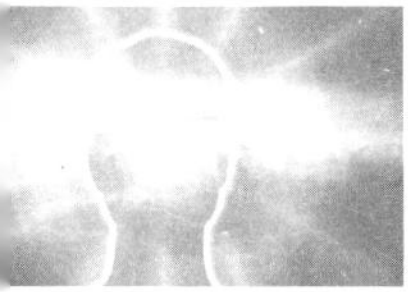

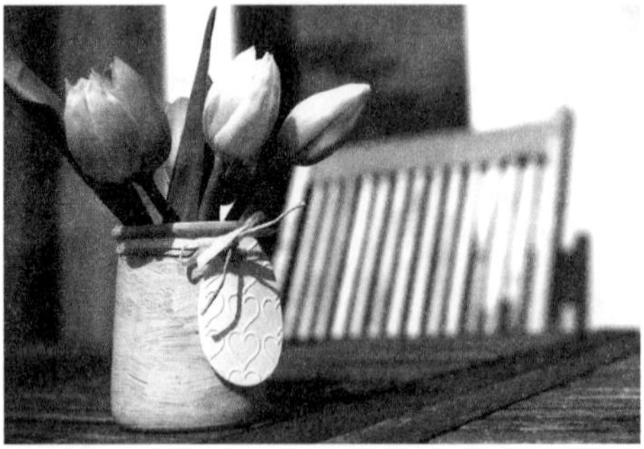

32. 生活中的天堂

人們總是想要過舒適的生活，而且認為如果要過這種生活，就必須累積財富才行。然而，若想要獲得舒適的生活，比起經濟上的能力，更重要的是擁有知足常樂的心境。

貧困的時候覺得要有很多錢才能過好日子，但真的變得富有後，生活就變得更複雜，也沒有時間去檢視自我。覺得貧困而努力賺錢時，因為忙著賺錢而無暇檢視自我；賺了錢要拓展版圖時，則因為忙著公司的營運而無暇檢視自己。不僅如此，連跟家人一起輕鬆悠閒地吃飯的時間也變少了。

在知道一生中最幸福的時光是什麼時候之後，相信讀者們就會了解了。

當我住在臨時租來的小屋時，以為搬進年租的大房子就可以無憂無慮，所以拚命賺錢。然而搬進年租的大房子後，剛開始的確像得到全世界一樣感到非常幸福。不過這種感覺幾個月後就消失了。

因為過了不久房租就漲了，礙於搬家非常麻煩，所以就產生了想要買自己房子的念頭。從這時候起，心境變得十分複雜，慾望也更強烈了。於是非常努力地洽詢稅率、銀行融資，且買了房子之後，雖然說是屋主沒錯，但心情卻像長工一樣。無論是電器故障、水管阻塞、停水停電、暖氣失靈等，身為屋主該煩惱的事情實在不勝枚舉。

隨著時光流逝，終於得以休息時，就開始考慮買下一棟辦公大樓或什麼的當

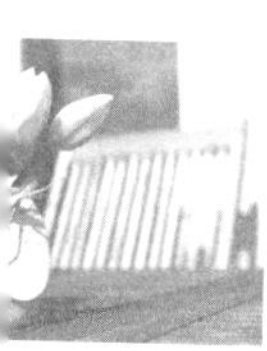

作養老策略，希望能靠收取租金過活。這樣才能買下好山好水的地方過好日子，還可以種種花草當運動，所以又開始為了拚命賺錢的慾望而跑遍大江南北。然而也不知道是不是我的福分只能擁有一間房子，還是因為慾望過大而受到神的懲罰，總之所有的財產都因為錯誤投資而化為烏有。

最後我又回到押金十萬，月租三萬的地下室小出租房間。即使現在想起來，也還是會無奈地苦笑。不僅妻子又哭又鬧又罵，就連平常往來頻繁的人也立刻斷了音訊，甚至親自拜訪時也不願相見。數年來累積的財產一夕之間散盡，再度回到令人聲聲嘆息的淒涼生活，就好像天崩地裂般的心情。但就在過了幾天，整理好心情之後，我突然發現這種人們認為是一敗塗地的日子，才是真正的天堂。

因為想要賺很多錢的慾望消失了，煩惱的心情也跟著消失，也真正體會到無論錢賺多賺少，除了每天三餐、飲水、呼吸以外，任何東西都不屬於我。在狹小的房間內與孩子同蓋一條棉被，感受到家人所帶來的溫暖與幸福，我不由自主地流下感動的淚水。

只要一條抹布就能打掃全家，不需要花費太多力氣；從老家來了客人，即使無法請吃飯或替他們出車錢，也不會有人抱怨；即使開著門到處走，也不需要擔心遭小偷而心情平靜，我想再也沒有比這個天堂更舒適的地方了。

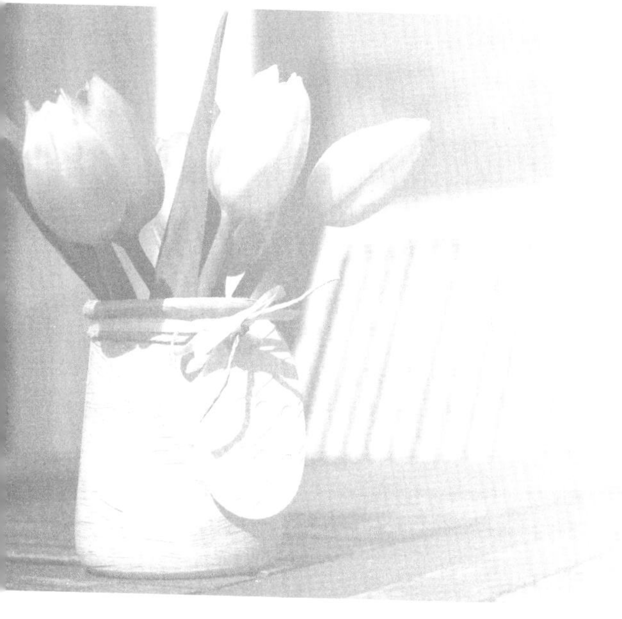

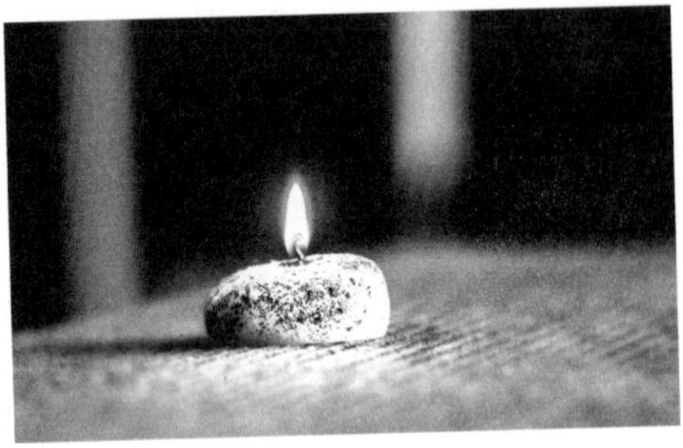

33. 生活中的地獄

我有一位說話直來直往的同齡朋友。他總是說：

「如果你賺了錢，千萬不要做出租業。」

這是又尖銳又像標題的一句話。我問他為什麼，他說從事出租業的話，租不出去會煩惱，租出去也煩惱。租不出去時煩惱究竟何時可以租出去，租出去時煩惱租金能不能收得回來。而且出租業做雙重帳目，即使收不到租金也無法大聲嚷嚷。

我又問他什麼叫做雙重帳目？又為什麼不能大聲

嚷嚷？於是他一五一十地告訴我實情。

「譬如說，押金一千萬而月租一百萬的話，向稅務所申報時就必須改成押金五百萬而月租五十萬。」

即使收不到租金也無法大聲嚷嚷的原因，正是怕對方檢舉申報不實。由於我不了解雙重帳目的確切內容，所以說了這句話。

「你為什麼做雙重帳目，而讓自己站不住腳呢？是捨不得被課稅嗎？只要賺多少繳多少稅不就好了嗎？如果我像你一樣賺很多錢，我就會誠實納稅，過著安心的日子。」

聽到我的話後，他露出了無奈的表情。

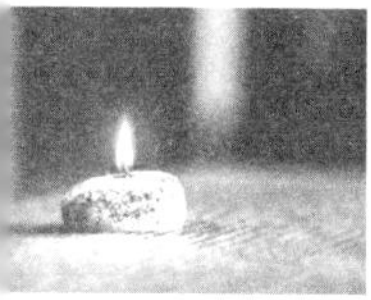

「你這個人，別說這種話。那只是你不了解這個行業而已。一個月收到的租金就有一億，如果誠實納稅的話，要繳稅金之多可不是開玩笑的。」

我聽到光是租金收入就有一億時，吃驚地張大了嘴巴，不知道該說什麼。但我立刻就覺得原來他也只是個可憐的普羅大眾，而引發了惻隱之心。他很可能因為賺了很多錢讓別人羨慕，但在我眼中，他就像生活在地獄裡一樣。

他患有糖尿病、高血壓、心臟病與關節炎等綜合疾病，且因為藥物中毒，每天三餐都食之無味，只得勉強自己進食。而且為了管理財產一刻不得閒。我懷著沉痛的心情對他說：「喂！如果有人問我，這世上有誰活在地獄裡，我一定會說是你。」結果他瞪大了眼睛問我到底在胡說八道什麼。

「你仔細聽我說的話。貧困的人吃米糠時，你可以吃排骨；貧困的人喝米酒時，你可以喝洋酒；貧困的人搭公車時，你可以搭高級轎車。但其實對你而言，排骨是毒藥，洋酒是毒酒，高級轎車也使你因為運動不足而讓再好的藥都失去效用。」

他感到無比震驚之餘，也問了我解決的辦法。當我叫他進行飯水分離的飲食調整法時，他卻說：「我死也做不到。如果沒有水，我連一口飯都吃不下。」而當場拒絕了。這時我更加覺得他非常可憐。

「你就聽我的話吧！聖經傳道書中說：『太陽底下的所有人類中，最令人詬病的就是殘害自己身體的人。』在我看來，你正是太陽底下最失敗的人。賺這麼多錢有什麼用呢？食物都沒能好好吃，只為了管理自己的財產費盡心思，連自己的健康都管不好。我覺得你真的是活在地獄裡的人。」

希望所有接觸飯水分離的人們，都能明白平凡的職場生活就是最大的幸福。

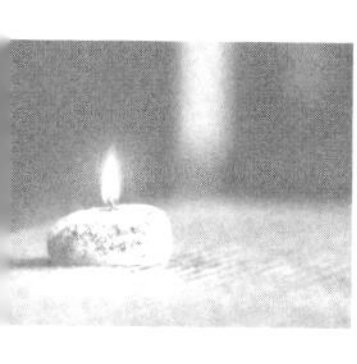

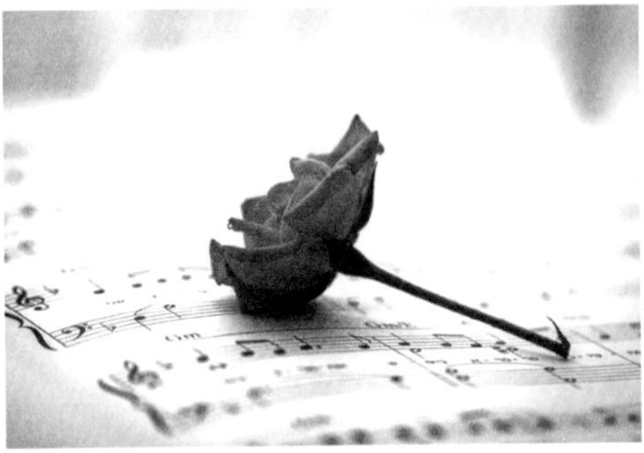

34. 令人懷念的初戀

當時我二十六歲，記得那時是十二月初。

在三角山修行，因糧食用盡得暫時下山時，我在洗劍亭搭乘三十八號巴士，前往鐘路華新百貨公司。

當時我年紀輕，體格很瘦弱，但因在山中修行，而覺得自己很了不起，就連思考方式也是一樣，對於外表一點都不在意。應該可以用獅子頭單身漢來形容我自己吧！

然而初戀卻降臨了，當時我並不曉得。然而從某一天起，我認為那就是初戀，然後寫了這篇文章。

這是長久以來珍藏在我心中的故事。現在要講這個故事，還覺得有點難為情，若要坦率的表達我的心情，可以說連我的胸口都會發抖。

看完這篇文章後，讀者可能會失望的說「只不過這樣啊！」，或是同情的說「真的耶！」

我坐巴士時找了空位坐下。車子開了沒幾站，就有一位年輕女子上車。就像電影情節般，她就坐在我身邊。修行中的我是個對女人敬而遠之的人，然而那天不曉得為什麼，我卻自然而然和她攀談了起來。她也很爽快的跟我聊天。

我們就這樣坐著巴士朝著市區前進。雖然我們是第一次見面，但卻有一種似曾相識的親切感。

因此我開玩笑的說道：「不是有句話說，擦肩而過，也是一種緣分。」那位小姐只是凝望著我的臉笑而不答。於是，我對她說：「我們在車裡面相遇、聊天，有空的話再一起喝杯咖啡。」

我雖然這樣說，但卻覺得自己很可笑。修道之人怎麼還會想和女人聊天？我到底在做什麼？

不過這位小姐的回答卻令我意想不到。

「我今天沒空，下次再約好嗎？」

「下次是什麼時候？」

「後天。」

「後天幾點？」

「下午三點。」

「那麼後天三點在新新百貨公司內的新新茶坊見面吧！」

新新百貨就位於現在的第一銀行總部。在我年輕時是很時髦的地方。以現在的地點來比喻，就彷彿是狎歐亭的羅德奧街，是主導流行和時尚的地方。

我下車時揮揮手，用眼睛送別，那位小姐也揮揮手，笑盈盈的說：「後天見。」

巴士離開後，我對她和自己自言自語的說道：

「我瘋了嗎？遇見妳。我是修道之人。道。妳知道什麼是道嗎？妳到底是哪裡跑來的魔鬼，是來試煉我的嗎？妳的個子這麼嬌小。」

剛才離開的小姐個子並不算嬌小，身材中等，外型可愛迷人。然而我故意說她是魔鬼，是為了讓自己死心。

「妳知道我跟普通人不一樣嗎？修道之人。道。喔！天父！上天！北漢山的山神仙。請保佑我免受魔鬼的誘惑。」

我張羅好食物後背在肩膀上又回到山上。然後就像平時一樣冥想。不過這到底是怎麼一回事？

我的心根本就靜不下來。我的心應該要平靜下來才對，然而卻無法隨心所欲。第一次遇到這種事，真令我驚慌失措。

我仔細的思索，最後得到的結論是因為那個小姐。

「哼！」

我充滿不屑的嗤之以鼻。我找到了原因，就等於得到答案。我費力的專注在冥想中，試圖遺忘她的臉，可是時間過得越久，夜晚越是深沉，她的臉孔卻變得更加清晰。

隔天也是一樣。想見她的心情，像滾雪球一樣越滾越大。我自言自語的說道「我是修行的身體」，可是還是一樣，我無法控制我的心。

那位小姐微笑著揮揮手說：「我後天一定會去」，這光景仍歷歷在目，讓我到了無法修行或是冥想的地步。想見面，思念的心情就像交往許久的戀人。

就這樣過了一天。然而這一天卻有種度日如年的感受。終於到了約定的時間，要去見她，我開心得不得了。我們在茶坊有說有笑地聊天，晚餐時間到中國餐廳吃炸醬麵。

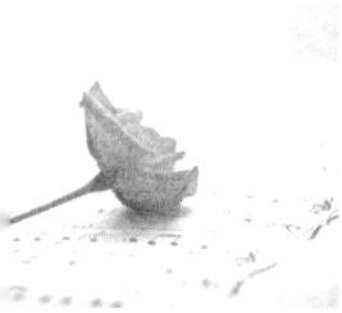

之後再到茶坊聊天，不知不覺聊到「通行禁止」的警報響起。小姐擔心的說：「天哪！糟糕了。已經十二點了。該怎麼辦才好。」

我也很擔心。接著說：「那也沒辦法，我們去旅館聊天過夜吧！」小姐說：「那我們一定要保持純潔，只是去聊天。」我也答應了。當時我也是個處男。

我們就這樣約定好進入旅館，然後天南地北的聊天。雖然現在已經想不起來聊什麼了，但我們一直聊到天亮。在那時，我們自然而然的結合為一。我再也聽不進「我是修行之人」這個咒語。

隔天上山想要修行，然而卻不斷的想起她的臉，我沒辦法好好修行。

難以忍耐，我見了她幾次面後，錢都用完了。就算想見面，因為沒有經費，也沒辦法再見她，這時我才勉強振作起來。

有句古話說：「跟隨老師，愛情哭泣；跟隨愛情，老師哭泣」，我的處境是想跟隨愛情，但是因為沒有錢，只好修行，才讓愛情哭泣，真是悲慘的命運。

然而男子漢一旦下定決心，就要堅持到底，被世俗的姻緣牽絆，無法行走該走的路，那麼就會墮落成為人生的失敗者。於是我下定了決心。

聖誕節那天晚上六點，我在鐘路二街的塔谷公園和她見面。我從鐘路三街的團成社劇場前雙手抱胸走到東元茶坊。那天是大雪紛飛氣氛美好的夜晚，然而對我而言卻是離別的夜晚，雪花彷彿了解我的心，大雪紛飛傾盆而下。她不曉得我想些什麼，滿臉幸福的模樣，然而我只是煩惱著到茶坊後該如何向她開口。

坐在茶坊放鬆身體後，我才說出真相。然而我沒辦法說是因為沒錢，只說我是修行之人，沒辦法再見面。看到她低頭啜泣的模樣，我的心好難過好淒涼，無法再繼續說下去。

當時背景音樂播放著李美子的冬柏小姐，那一天這首歌聽起來特別悲傷，就算過了幾十年，這首歌的旋律依然在我腦海之中揮之不去。

那一天我這樣說：

「靜愛，我不會忘了我們的相遇。希望妳日後遇到好對象過著幸福的日子。」

過了許久後她開口說：

「你是修行之人，我不會纏著你，雖然時間短暫，不過我不會忘了和祥文的愛情。希望你能認真的精進，完成你的心願。我會等你。」

我的初戀就在二十幾天內結束了。現在只要到了下雪的日子，我就會想念初戀情人。

我的修行可說是托她的福。我將初戀深深的埋藏在心中，專心修行。這樣一過就是數十年，然後到了寫這篇文章的年紀。

我依然想見那位小姐。如果到市區辦事，我還會故意經過新新百貨的第一銀行前。

她是我的初戀。

我現在終於可以鼓起勇氣說。雖然可能會讓我的老婆忌妒……

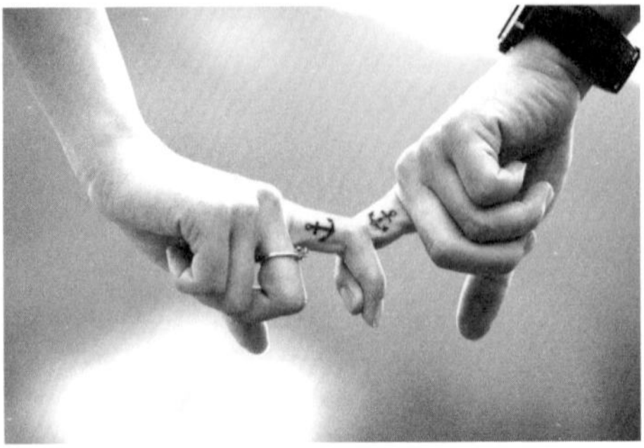

35. 個性兩極可以締結好姻緣

我們常說：

「我朋友的個性和我完全相反，所以我不喜歡跟他經常見面；

我朋友的個性跟我一模一樣，讓我感到毫無負擔，甚至非常愉快。」

然而在陰陽法則中，個性不合的人見了一兩天後分手，雖然會覺得不愉快，然而如果長期一起生活幾個月幾年，激烈的爭吵，反而會讓友誼變得更加深刻，相處得更融洽。

還有個性相同的朋友見了一兩天後分手時，雖然好像感情很好，然而一起生活幾年後，彼此將感到厭煩，友誼反而會疏遠。

相同的道理，夫妻的個性相同時，十之八九會帶來家庭破裂。然而擁有完全相反個性的人結為夫妻，彼此的個性不合，激烈的爭吵，反而會變成美好的感情而深耕，甚至還會百年好合，白頭偕老。

現在起根據筆者的生活哲學，逐一的思考夫婦之間有什麼不同，才會組成幸福的家庭。

依據五行哲學的相生相剋的自然原理。五行中有木火土金水，讓我們思考相生相剋的涵義。相生是幫助的作用，相剋是制約的作用。

木和火要怎麼相生呢？

火要木才能產生火。
火和土要怎麼相生呢？
火燒木產生肥料才會變成沃土。
土和金要怎麼相生呢？
要有土才會產生金。
金和水要怎麼相生呢？
水是從金屬中出來的。
水和木要怎麼相生呢？
木要有水才能成長。

這樣說夫婦的姻緣是兩極，也就是冤家相遇才會百年好合、白頭偕老。

一般來說，大家都以為相剋非常不好，然而絕非如此。相剋從前面來看，看似不好，然而反過來仔細檢視，就能看到相生的運作。

從現在起思考為什麼相剋是好的。

金和木為什麼不好？
用金砍木，木頭會破裂。
那麼反過來看，要有金才能整理木頭，創造出新的產品，所以是好的。

木和土為什麼不好？
因為木會吸附土的地氣。
那麼反過來看，木要有土才會成長。土等木成長，這樣就算風雨來襲，降下梅雨，砂土也不會流失，因此是好的。

土和水為什麼不好？
因為把土放入水中，水就會消失。

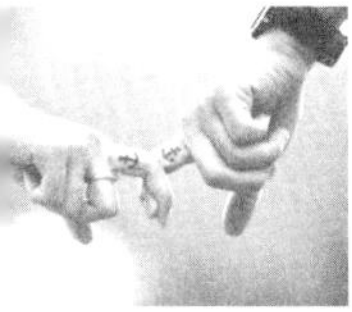

然而反過來看，土要有水，萬物才能成長，萬物成長，砂土才不會流失，才會經常有乾淨的水，因此是好的。

水和火為什麼不好？

因為水會把火澆熄。

然而反過來看，火燃燒萬物，火的能量會枯竭，水把火澆熄，草木生長，火因為木的緣故以產生能源，因此是好的。

火和金為什麼不好？

因為火會把金熔化。

然而反過來看，火將金熔化，可以產生出好產品，因此是好的。

如上所述，宇宙萬物生羅萬象的生與死的五行過程，是極與極相互懷念運行著。

因此春天會懷念秋天，秋天會懷念春天。

就五行來看春天是木，秋天是金。金剋木，彼此是冤家，那彼此會懷念的理由是什麼呢？春天萬物發芽成長，是期待秋天的結果。因此春天才會懷念秋天。還有秋天因結果的收穫，所有東西都豐盛，沒有任何羨慕之處，只等待未來的嚴冬雪寒。因此回頭看，就看見青綠的新芽發芽，美麗的翠綠色的時期，懷念溫暖的春日。

因此極與極經常懷念形成生。這自然的道理可比喻在人間事。人在出生後，得到父母的關愛，受教育成為社會的生力軍，老後想要安享晚年。然而老後不僅沒辦法享受榮華富貴，剩下的只有老化和疾病，如前所述，只是等待死亡來臨。這樣回頭看，將會再次懷念被父母疼愛的兒時時期。

就五行來看，夏天是火，冬天是水。

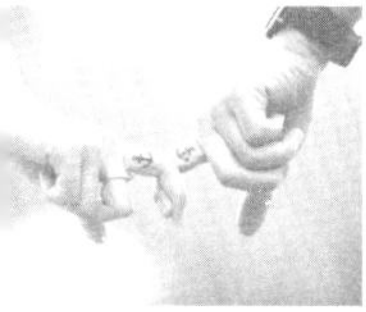

水剋火，彼此為兩極，那會相互懷念的理由是什麼呢？夏天是綠蔭芳草茂密，萬物呈現深綠色的季節，潮濕悶熱，因此懷念冰水。也就是懷念冬天。

冬天儲存萬物的能量等待下一年度的到來。落葉飄零，山川結冰，因此懷念悶熱的夏天。

用自然的道理比喻人間事。一般來說從二十歲到四十歲為了養育兒女因應晚年，而認真的辛勤工作與儲蓄。然而到了晚年，卻成了老弱人士，人生彷彿一場春夢，感受到人世無常，反而懷念起辛勤工作的時期。

五行中的土是陰陽調和合流。四季的氣韻都是為了土。也就是說即使天發怒，打雷刮風下雨，甚至暴風雪來襲，地都會保持沉默。

家庭當中女人是地，男人是天。即使天急躁的跳動，女人是地的屬性，依然會默默的守護家庭養育子女。兩極的夫婦姻緣，才會形成受到好好守護的家庭。然而現今不是兩極，而是想用相同的個性生活，反而造成離婚率高，拋棄子女、拋棄父母的事一再的發生。

筆者想傳遞的生活哲學是，拋棄夫婦間同等的人格，甚至連個性要相同才能一起生活的想法。個性不合沒辦法生活的人，可以從兩極中創造出心生活的幸福。如果懂得這道理，在激烈爭吵的時候，就會用各退一步的心情再次思考，產生創造心幸福的智慧。

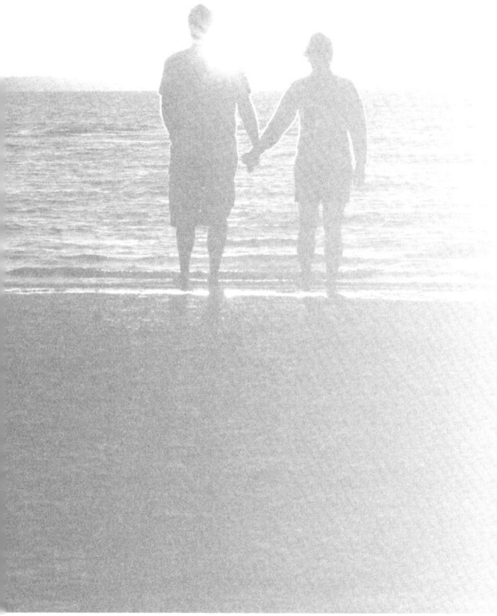

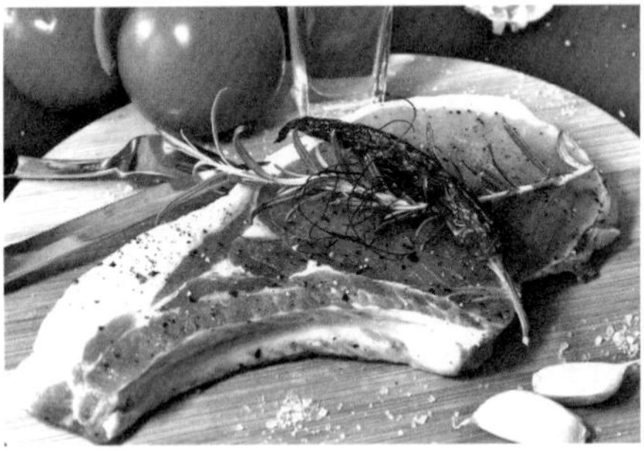

36. 生肉和熟肉

就算是相同的肉，也有生肉和熟肉的差異。吃熟的肉，會累積體內的脂肪，但是生肉就不會。盛裝熟肉的器皿，用冷水或熱水清洗不太容易洗乾淨。吃烤或煮等藉由火烹調的肉，油脂會黏附在人體細胞粒子上，導致無法順暢呼吸。

反之裝生肉的器皿，不管用冷水或熱水都能輕鬆洗乾淨。因此吃生肉時，油脂不會妨礙細胞呼吸，食物可以順利燃燒。

相同的道理，吃太多熟的肉，膽固醇的數值將會升高；如果吃生肉，數值一輩子都不會上升。

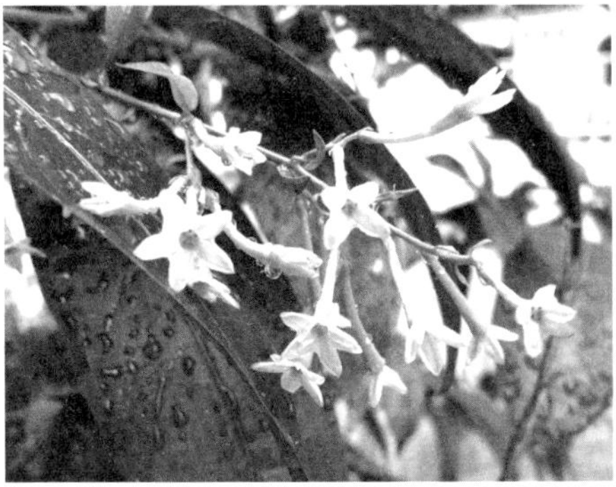

37. 花的冥想

不要攀折美麗的花，好好欣賞及接近花朵，並聞花的香味。這樣的話，不致因攀折而感到惋惜，也能讓美麗的花的香味永遠留存。反之，如果攀折花朵，不僅花的香味會消失，而且還會讓人覺得厭煩。

早春微涼的天氣裏，以優雅的姿態開花的梅花，其香氣令人著迷，但攀折下來容易讓人對過於保守的香味感到厭煩……

你好嗎？我是帶領春天的連翹。燦爛的微笑、搖曳的模樣極為美麗，摘下來後，人們卻會對這變化無常的香味感到厭倦……

你好嗎?我是迎接賞春客的導覽員杜鵑花。山川被渲染為一片火紅，香味令人沉醉不已，攀折之後，卻因為太容易到手而感到厭煩……

你好嗎?我是杜鵑花的妹妹。因為姊姊太過醒目，為了保持低調，我不散發出香氣，不讓別人摘採，而在身上塗上黏黏的液體，讓人只能遠觀不能褻玩的山躑躅。千萬不要因為好奇心而把我摘下來，我剛剛不是說了嗎?攀折之後，會讓人因為太過黏膩而感到厭煩……

你好嗎?我是被各位稱為女王的帶刺玫瑰。我的笑容，看起來像在跟人打招呼的樣子，而令人著迷，但是當人們小心翼翼的將我摘下來時，卻被銳利的刺刺傷流血，因為恐懼而厭倦……

在籬笆下的鳳仙花等眾多的朋友，被依序攀折後，最後也會讓人覺得無趣而感到厭煩……

像太陽般的向日葵挺拔聳立的模樣，令人感到生氣蓬勃，但因為好奇心摘下後，卻會因為自己容易看膩並感到無聊的個性而心生厭煩……

沒有主人的野菊花，是孤單的野菊花；香氣濃郁的野菊花，福態的野菊花，在清冷的秋風中搖曳，歡欣的微笑著，人們往往為這樣的姿態著迷，但摘下來後發現他們自尊心太強烈，最後感到厭煩……

夜來香，人們容易被夜晚盛開的花朵所吸引，對芬芳和微笑著迷，然而摘下來之後才發現香味和微笑都是虛假的。微笑是毒，如用撒嬌來吸引人，然而會突如其來地奪走你的一切，讓你成為空皮囊。

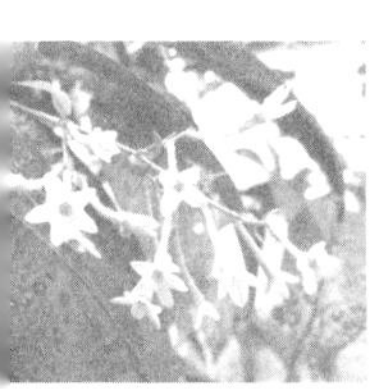

攀採各種花……

啊！人們應該要滿足於欣賞花，但往往因為迷戀而想攀折，以致很久之後才能領悟到香味是永遠的。

即使風雨來襲，甚至暴風雪來臨，都不會倒下的花，是無論季節如何更迭，永遠都不變的花，即使他們被放進臥室內陪伴著我們，也始終是最棒的花中之花。

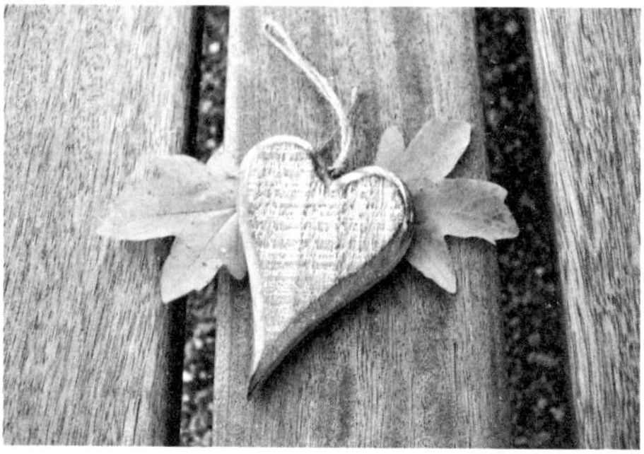

38. 衛生紙的教訓

那是在鄉下種田，二十歲來到異鄉，在忠州的春伊旅館當服務生時發生的事。當時我一天可以用掉一捲衛生紙擤鼻涕，老闆看到這情況，對我說，你這個無知的傢伙，連用衛生紙的方法都不曉得，怎麼會用這麼多衛生紙擤鼻涕。老闆曾在忠北擔任道知事，是個冷靜具有慈祥性格的長輩。

他接著說：「你過來，我教你怎麼用衛生紙。」當時捲筒衛生紙並不像現在一樣有切開的虛線，就只是一捲。「擤鼻涕時，撕下大約兩個手掌的寬度，不夠的話再撕。大便時，只要撕下四個手掌寬即可。如果不夠的話，再用這種方式繼續撕來用。現在你懂了嗎？」就算過了數十年，一直到了今天我還記得當時嚴厲的教訓，不浪費衛生紙。

我深刻的感受到正確的教育左右一輩子，因此比任何人都還有自信，自己是如此愛惜衛生紙。當我告訴家人用衛生紙的方法時，常被說衛生紙值多少錢，為什麼那麼小氣。只有當我嘮叨時才會節省用紙，大家都沒辦法像我這麼愛惜、節省著用衛生紙。

雖然只是個愛惜衛生紙的教訓，但是因為被罵是個無知的傢伙，因此成為左右我一輩子的生活習慣。為了不讓妻子或兒女忘了我交待的事，我偶爾也會用像當時那樣給予強烈衝擊的方法來表達。因為筆者認為，小時候要完成正確的人格養成教育，長大成人後才會成長為一位終生令人敬重的人。

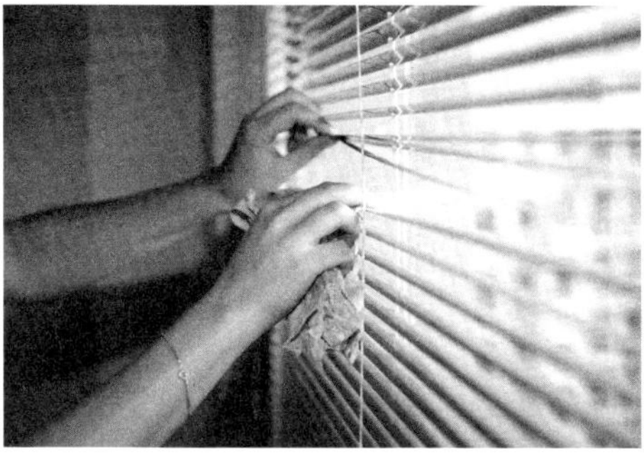

39. 吸塵器和抹布的啟示

偶爾清掃家裡時才了解到吸塵器和抹布有多麼重要，這讓我重新思考著自己的人生觀。

吸塵器做完自己的工作後，就會被擺放在角落，看似毫無用處，然而這是家裡變髒，想要清潔時不可或缺的物品，他將盡自己的本份維護環境清潔。抹布雖然被當作一塊布，擺放在角落，但是家裡骯髒時，會擔任徹底清潔擦拭的角色。

筆者的過去也是個微不足道、無知的人類，因為毫無用處的人生遭受輕視和歧視，在受苦和批評中飢寒交迫，在口渴難耐時倒下，始終在破裂的痛苦中度過。肚子餓的時候連給一碗飯吃的人都沒有，口渴時也沒有人會給一滴水。可是現在想和清潔家中垃圾的吸塵器一樣，替迷失方向徬徨無助的人照亮方向，成為引導者；想和擦拭家中角落灰塵的抹布一樣，成為替承受著各種疾病之苦的人洗去痛苦的人。我現在仍然認為如果能這樣生活，那該有多好。

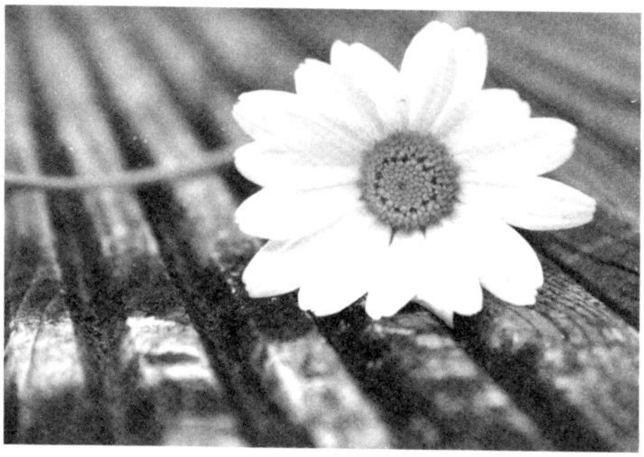

40. 言語和行動

人在急著上廁所時的心情和上完廁所的心情不一樣，這是我多年來看病人的心得。

那是我二十六歲的夏天。有人介紹一個住在慶山二十九歲的痲瘋病病人前來治療。他說只要能治好自己的病願意支付相當於五塊田地的費用。我算了一下，有了這些錢，我就能獨自在山上修行十年左右。

想到可以心無旁騖的修行，我快樂的哼起歌來，下定決心要快點治好病人。於是帶著病人上俗離山，在河口搭了一間小泥屋開始治療。

病人全身發炎，眉毛等全身的毛髮脫落，腳的傷口經過三年也無法痊癒，散發出難聞的氣味。待在他身邊會令人作嘔，如果不是仁術的精神，任誰也無法和他相處。可是我和他共蓋一條被子一起睡覺，替他做緊急治療。

筆者的緊急治療方法有好多種，首先在十五天內採用喝水，但是身體不碰水的治療法。這樣一來身體會骯髒不堪，看起來慘不忍睹，過了十三天後想要幫他洗澡，脫掉衣服和襪子一看，腳的傷口和身體的發炎都已經治癒了。

在那個瞬間，病人跑到山川內喜極而泣，我也因為這個瞬間的快樂和喜悅而無法言語。過了二十天，他的眉毛和身體開始長出毛髮，皮膚也變好了，氣色亦好轉許多，現在不管到哪裡應該都會被當作正常人看待，因而產生了自信心。現在只要回家照我吩咐的去做即可，與病人約定好之後，他就回家了。

幾天後，我收到了感謝信函還有一千五百塊的匯款。在那一刻，我深刻的體會到原來這就是人們急著上廁所時會說的話，而有了強烈的挫折感。未來十年可以心無旁鶩修行的美夢，瞬間化為泡影，我只能帶著空虛的心情回到首爾。

言語和行動在錢的面前居然會有這樣的轉變。當時一千五百塊，只夠當作前往首爾的車資和五天的生活費。

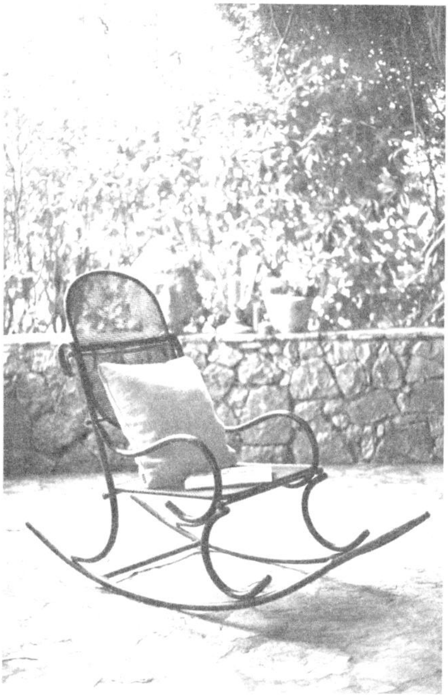

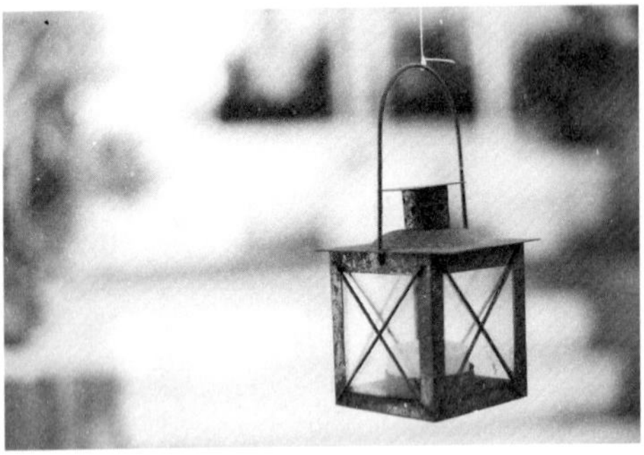

41. 逆境中的惋惜

筆者從二十四歲起修行，以自己領悟的經驗為基礎，從二十六歲起開始指導許多病人陰陽飲食法。大家看到良好的效果都誇說筆者是勇敢的年輕醫者，但是這並不能解決我食衣住行的問題。雖然大家都說只要病好了就會說是筆者治的，然而等到病好了，就推托說什麼都不曉得。當時給我當作謝禮金的錢，連往來的交通費都不夠。

但是該怎麼辦才好？擬定合約寫明醫療費用嗎？叫病人寫合約本身，就是忘了仁術的本份，因此不可能，可是總該給辛苦的人飯吃，這樣才有辦法施展仁術。

筆者在四年內不使用任何藥物，讓痲瘋病、肺結核、中風、不孕症的病人痊癒。然而本來對方說要給適當的謝禮金，但大家都在病好了之後就當作沒這回事。我有一種人格被踐踏的感覺。

從那時起，我下定決心要解決食衣住行的問題，因此開始製作了民間偏方，給病人並行治療。這樣一來就解決了基本的民生問題。病人和藥物並行治療，內心得到安慰，效果也更快速，然而筆者卻變成了江湖醫生，過了數十年後因違反醫療法在監獄內度過了許多牢獄生活，留下前科。

就像俗話說，書院養的狗三年也能吟詩。多年的研究、實習、臨床經驗、處方後，累積了許多經驗，但是累積臨床經驗和年資又有什麼用呢？因為有醫療法這樣的制度，飯水分離法無法超越上述的界線，每當我看到病人的痛苦，卻無法以逆境中取得的方法並行治療，這件事令我心痛不已。

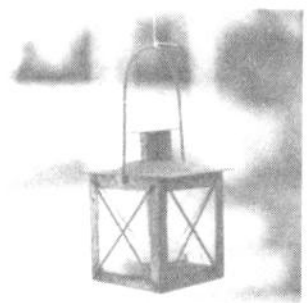

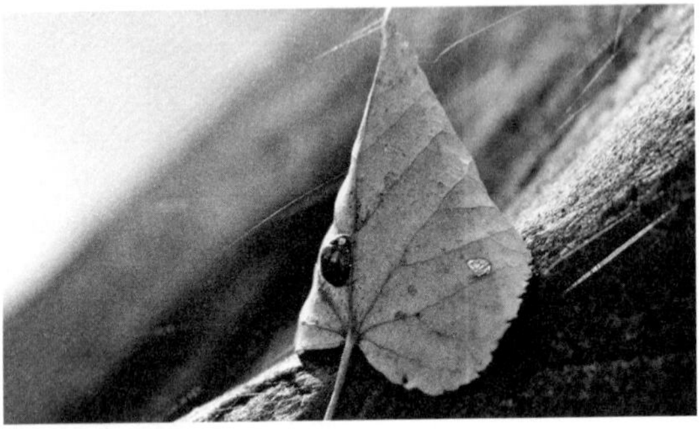

42. 和結核病患者嘴對嘴

我的個性是，只要下定決心要做某件事，就會固執地一直往前衝。雖然明知道這樣的個性是損多於益，但只要出現想要嘗試的事情，還是會執著地付諸行動，而且聽不見任何人的忠告或勸阻。即使一古腦地衝向理想的結果是一敗塗地，但也只會想著「唉呀，我又一敗塗地了！」然後就忘記。接著不帶有任何後悔或留戀地捲土重來，再次向新的目標奔去。因此我的家人們從原本的擔憂煩惱，到現在只當我是神經病，而且子女們只要聽到我說要做什麼，就不自主地害怕了起來。因為我是只要做了決定，就一定要實踐到底的人。

仔細想想，我真的很對不起我的家人。但我的宿命就是必須拿自己的身體當作實驗對象，又能怎麼辦呢？只要產生想要試試飯水分離以外的事情，就一定要付諸行動才能安心的個性，我也無可奈何啊！

因此我在單身的時期也做過許多他人無法想像的事。當時有一位與我同齡的肺病末期女患者，她不僅呼吸困難且全身滾燙，每次咳嗽都會嚴重到咳血。但我好幾次深深吻了這位患者。

親吻肺結核重症患者的動機非常明顯。當時大家都認為只要感染肺病，就像快要家破人亡似的將患者隔離。但我卻想要證明自己的體內具有自體治癒力，無論再強大的病菌都無法侵犯我。以當時的社會觀念來看，即使再怎麼色慾薰心，只要叫這個人跟肺病患者接吻，都會全身發冷且逃之夭夭。

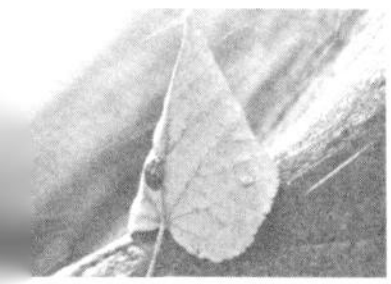

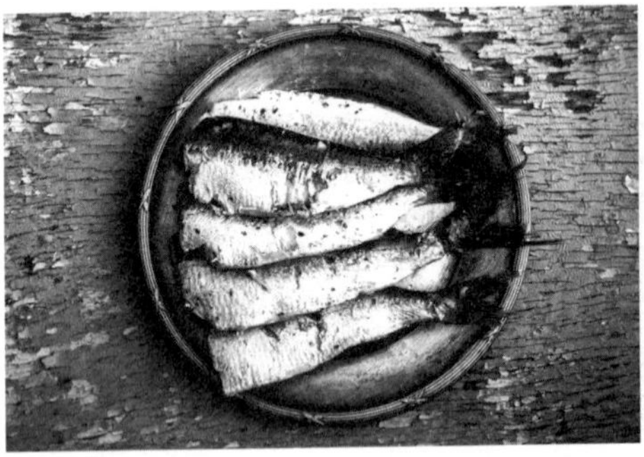

43. 吃腐敗的魚

在修行的過程中，我親身體驗了所有的事情，但卻從未能體驗吸菸。因為有許多人說，即使可以戒酒，也很難戒菸。原本我想要親身嘗試吸菸再戒掉，但實在是無法吸菸，以致終究還是失敗了。

但除此之外，只要是可以測試飯水分離效用的任何事情，我都無所畏懼。譬如，我聽說白帶魚、青花魚和秋刀魚在腐敗後最容易引起食物中毒，因此故意讓這三種魚類自然變質七天後輪流食用。結果就像喝醉酒的人一樣，在臉上出現了潮紅現象。

然而鯷魚卻會讓人出現更可怕的症狀。將鯷魚乾沾一點水後包在塑膠袋裡，接著放在溫暖的地方七日後打開，除了長出許多黴菌之外，還會散發出難以言喻的惡臭。

但我還是吃了。周邊的人一直罵我說，吃了那個一定會死掉。但我卻為了證實飯水分離的效用而硬是吃了下去。於是周遭的人再也懶得勸阻我，只當我是所謂「食之無味」的人，然後離得遠遠地旁觀著。結果過了三十分鐘之後，我的臉開始變得通紅，身體裡湧現令人窒息的痛苦，且呼吸開始變得困難。想要說話，卻只發得出像蚊子般細小的聲音。

我用相同的方法試吃過腐敗的牛肉與豬肉，但卻都只出現一些小症狀就立刻消失了。

進行過無數可怕實驗後，我更加堅定了信念。只要了解生命法則，並在適當

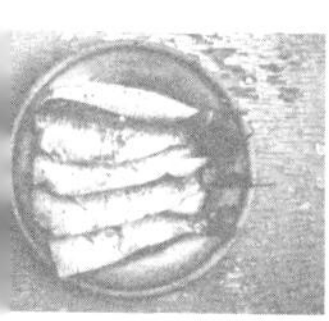

的時間進食飲水，無論我們吃了多麼具有毒性的食物，身體都能產生自行解毒的能力。當讀者們不小心吃了有毒物品或腐敗的肉、魚類而感到不安時，只要過五個小時之後再喝水，就不會發生消化不良或其他中毒的問題。

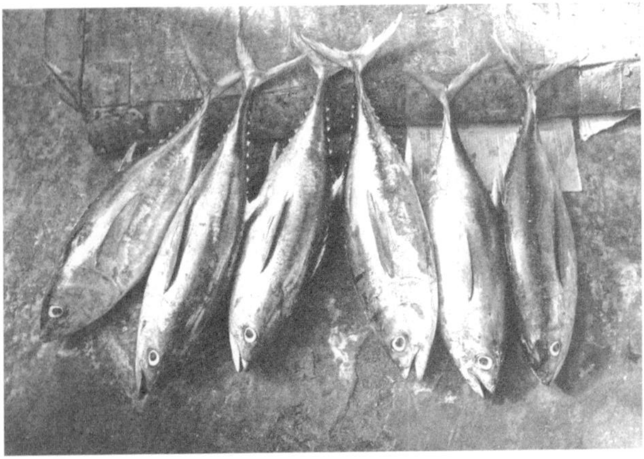

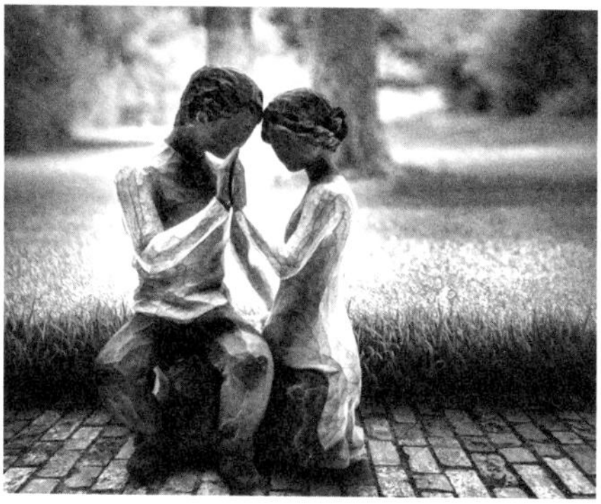

44. 性愛的體驗

生為貧農之子，我沒有好好接受教育，從少年時期開始磨大麥煮粥來吃，如果連大麥都沒有，我就只能餓肚子。我為咳嗽氣喘所苦，長大成人後，身體相當虛弱。

二十歲來到旅館擔任服務生時，客人介紹我一些職業妓女，而我也以身為男人為藉口，去過那樣的地方好幾次。偶爾到那裡時已經是晚上十一點，做完一次性愛後小睡一會，再做第二次，然後清晨起床，又勉強做了一次。這樣之後，我會三四天沒胃口，並且變得面黃肌瘦，疲勞不堪。當時我以為是做太多次性愛，必然會這樣。

因緣際會下，我在二十四歲時遇見貴人，並於修煉陰陽飲食時領悟到，性愛過後沒胃口、感到疲勞，是因為在成長的年紀經常餓肚子，身體很虛所致。

筆者在修行中領悟到細胞的生產能力，一週完全斷食後，為了試驗細胞的生產能力，再度跑到妓院。她們還以為我是肺病病人，不願意接客。沒辦法我只好告訴他們我不是病人，還告訴她們事情的來龍去脈，老鴇這才了解，然後帶我去房間。

男人應該非常清楚，如果在那裡過夜，想要做愛最多只能做三次。如果想多做幾次，女人就會拒絕，這是那裡的慣性。

那一天我說是為了做試驗去的，希望今天晚上特別通融，不要拒絕做愛。女人也答應了。

因此我從那天十二點到清晨五點四十分，一共做了七次。這到底是怎麼一回事？我從那裡離開後，神清氣爽，身體變得更加輕盈，大腿更為有力，雙腿似乎想要往前邁出，腳步變得更輕快。我的內心充滿狂喜。

吃得好時只做三次愛就會疲憊好幾天；一個星期連一滴水都沒喝，做七次性愛，狀況居然這麼好，當時不曉得為什麼會這樣，只是激動不已。激動到爬上三角山，滿臉淚水的望著天空祈禱。

喔！神哪！

謝謝你給予我這個無知沒用的傢伙飢餓的力量和得到領悟的智慧，以及試驗的膽量。我卑微的身軀就算碎成千片萬片，也會為了您而奉獻，請把我當做試驗工具，成為裝載著沒有一絲誤差的試驗理論的器皿，成為可以獻給人類智慧的幫手。

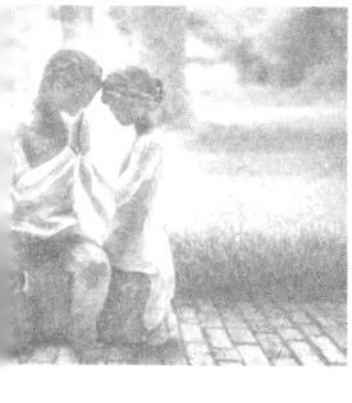

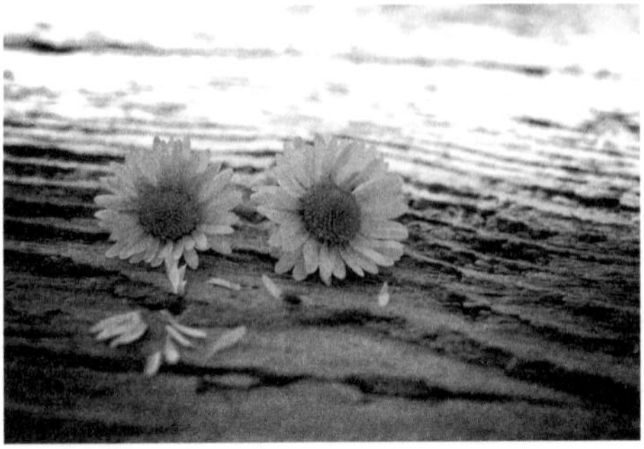

45. 對病人的惋惜

諮詢病人後會有一些需要更費心的情況。一九八四年三月三日，家屬代替病人前來諮詢。事情的原委是這樣，二月十五日精密檢查的結果，病人被診斷為罹患癌症。因此二月十八日到乙支路的醫院動手術，開腹之後發現，癌腫瘤過大長在無法動手術的部位，因此沒動手術就直接縫合了。只剩下三個月的壽命，因為相當疼痛，打算從三月五日起注射抗癌劑。

我詢問病人的職業，對方是我國知名的醫學博士。年紀五十四歲，是某綜合醫院的內科科長，工作了十二年，去年在大峙洞開立了內科專門診所。

我聽到是醫學博士，就請病人直接過來。家屬說病人在車上等候，立刻去帶過來。

病人無法一起同行的理由是因為他那名望高的醫學博士頭銜，對於前來諮詢感到相當丟臉。雖然抱持著緊抓住最後一根稻草的心情前來，卻無法一起進來，只派家屬進來諮詢。

病人終於走進來了。他在觀察四周後猶豫的坐了下來。

我堅決的說：「從現在起我說的內容，不要試圖用醫學、科學、營養學、知識理論去了解，只要視為在生活的經論中看過、聽過、感受過的生活哲學。這樣一來才會有所收穫。」

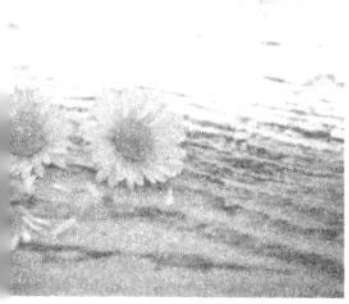

接下來我說明到底是哪裡出錯了才會生病，還有癌症發病的原因，以及醫學界把癌症稱之不治之病的理由。手術和抗癌劑的錯誤認知，以及為什麼對於癌症病人而言，雞蛋、牛奶、肉類、魚貝類、油類、打點滴會變成毒，該如何治療癌症等，我足足說明了一個小時。

在我說完這些話後，病人才從傲慢的姿態和表情轉變為像孩子般純真的模樣。他雙膝跪地說：「聽您一席話後，我有一種十年的消化不良，瞬間變得暢通的痛快。」

「這段期間治療病人時，感到困惑的問題都已經獲得解答了。您說得一點都沒錯，我百分之百接受。我不會接受抗癌劑治療了，我會接受您的指導，請您救救我。」他的表情沒有一絲虛偽，充滿著真摯之情。

他是由某家韓醫院院長親戚介紹來的，先前他們勸過他很多次，希望他拋棄權威意識來找我諮詢，可是都被拒絕了，今天早上還生氣的打電話給他，這才說動了他。韓醫院院長跟我是相當要好的莫逆之交。

我問他：「診所怎麼經營呢？」

他回答：「每天花八萬塊雇用代班醫生。」

我接著告訴他：「不是我幫你治病，是你體內的自體治癒力在治療你。我給你五天份的藥。吃藥四五天後，你就會變得神清氣爽，充滿朝氣。你自己可以感受到是否有效。最好之後可以再回醫院工作，並且每天活動。」

當時我無執照行使醫療行為，並開藥治療病人。

五天後病人再來找我說：「怎麼能在吃藥之前就說出藥的功效呢？神奇的是就像你所說的有了效果。跟您說得一樣，這是令人難以想像的事。」

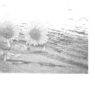

當時我充滿自信的說：「科學之眼看不見細胞的秘密。」

這位病人持續服用藥物，病情有了快速的進展，過了三個月的大限期間，依然毫無病痛的健康從事醫院工作。而且還介紹了幾位癌症病人來找我，大家都有相當好的功效。我這個蒙古醫生能治療醫學博士，這令我相當開心。

然而一九八七年七月九日，我因違反保健犯罪相關特別措施法和違反醫療法被關，度過了兩年六個月的牢獄生活。這段期間，我治療過的醫學博士和他介紹的病人全部都過世了。

當時筆者在崇仁洞和韓醫師一起經營韓醫院，但因為無執照治療病人被關入監獄。

我對於病人覺得很惋惜。我不是因為偷竊或詐欺坐牢，而是因為無執照的醫療行為坐牢，病人從此假裝不認識我，一次也沒來會面。就算現在已過了數十年，只要想到當時，我的內心依然充滿無限感慨。

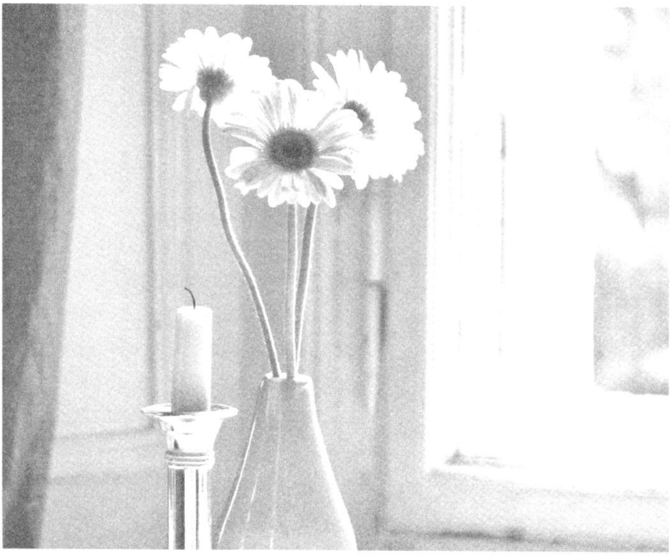

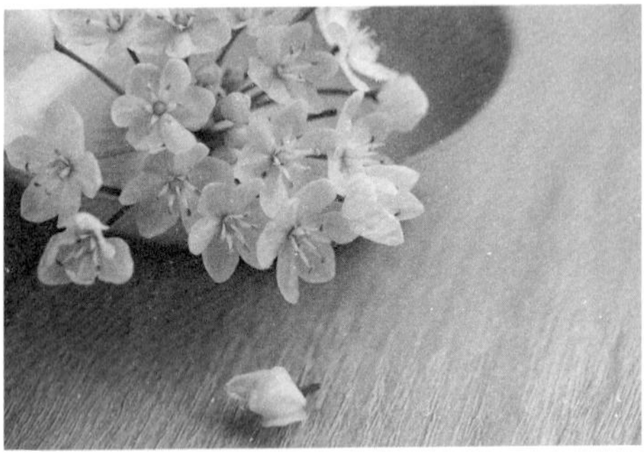

46. 一輩子無法忘懷的人

一九八九年二月三日，一位肝癌患者帶著家人們前來諮詢。這位病人名叫全勝根，當時四十三歲，被醫院診斷出罹患肝癌末期。他的情況在醫學上已經到了束手無策，最長只剩下六個月的生命。原本想說死也要死在故鄉，就在整理家當時，偶然聽到我的故事就找上門來了。那位患者的症狀相當嚴重，不僅因為滿滿的腹水而食不下嚥，心窩下方也因疼痛而無法好好躺著，又因為壓迫到胸部也無法好好坐著，只好每天將棉被堆得高高的，以斜躺的姿勢度過每一天。在我看來，別說六個月，甚至連兩、三個月都活不成。

首先我詢問他的生辰：

「你的生日是幾月幾號？」

「農曆二月五日。」

「那麼你連續服用五天我給你的藥，如果沒效，你就回故鄉；如果有效，你就再服用三個月。」

然後我就給了他五天的體質改善處方。結果不知是不是老天幫忙，他才過了七天就已經恢復到可以幫忙太太處理裁縫生意的程度。不僅他的家人非常開心，我也像得到全天下一樣的滿足。

但是我在三個月後才知道，他們家只有五坪，兩坪當作房間，三坪當作裁縫店，還要提供三個孩子念小學，是個經濟狀況相當貧乏的家庭。假設我事先知道這樣的情況，就只會收取低廉的藥費，所以當時實在感到相當抱歉。

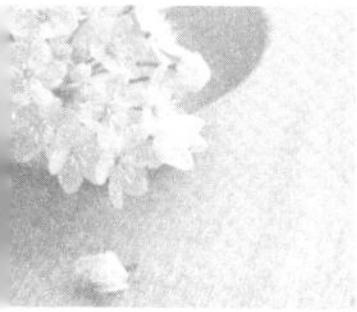

然而就在這位患者服用藥物後不久，正確來說是過了兩個月又二十五天，也就是一九八九年四月二十七日，我因為違反醫療法而遭到警方調查。這時他再度找上門來了。

「先生，我該怎麼辦？」

他一面擔心著自己，一面流露出他真心為我擔憂的表情，讓我非常的感動。

於是我告訴他：

「不要擔心，如果身體有異狀，就寫信問我或來面會吧。」

讓他安心之後，我就到光州監獄裡度過兩年六個月的第二度牢獄生活。那位患者在這段期間，經常帶著家人的問候以及米、水果等前來面會與諮詢，若因為面會太短而無法盡其所言，我就會用寫信的方式告訴他各個季節適合的處方。

有一次會面時，他告訴我醫院的檢查結果顯示，雖然他的癌細胞完全消失了，卻因為有膽結石的問題，醫生要求他多喝水。那是他最後一次來找我諮詢，因為在我解決他不知如何是好的心情，也給了他膽結石的處方後，他的健康就再也沒出現過任何問題。

在我兩度被監禁的期間，他是唯一持續來找我的患者，所以我無法將他忘懷。我在一九九一年十月三十日服刑期滿並離開光州監獄後，就結束了無照醫療行為的罰責。

我曾經為了讓更多人知道陰陽飲食法，以「癌症並非不治之症」為標題，將這位患者的真實故事連續一年內每週在日報媒體中刊登一次。每當廣告一刊登，這位患者就會不分晝夜地接到來自全國各地的詢問電話，但他卻也不分晝夜地告訴對方自己的經驗，甚至還接受對方的諮詢，從未產生厭煩之情。在整天忙碌於裁縫生意的情況下，竭盡全力地將勇氣與希望帶給其他的患者。

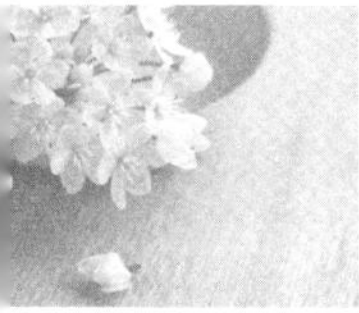

雖然我也曾經將其他數十名的治療實例刊登於報紙廣告，但也經常因為患者的後悔與不滿而產生中斷幾次刊登的情形。當然在刊登之前也都徵求過他們的同意，並告知接受諮詢是件困難且辛苦的事情。雖然他們一開始都很爽快地答應了，但只要廣告被刊登後，不知是否因為諮詢電話日夜不斷地湧來，通常他們最後都會後悔。所以我是多麼感謝全勝根先生，能夠在一年多內不斷協助我進行宣傳活動。他到現在還是常像說口頭禪一樣親切地對我說：「都是托先生您的福，我的孩子們才能上大學。」

他不僅經常打電話來問候，也經常在各方面為我擔憂。在我治療病症的數十年來，只有全勝根先生會這樣不斷掛心我，他真的是我此生無法忘記的人。

人最無法忘懷的就是，傷心、孤獨時安慰自己的人，還有飢餓時給予一碗湯麵的人。

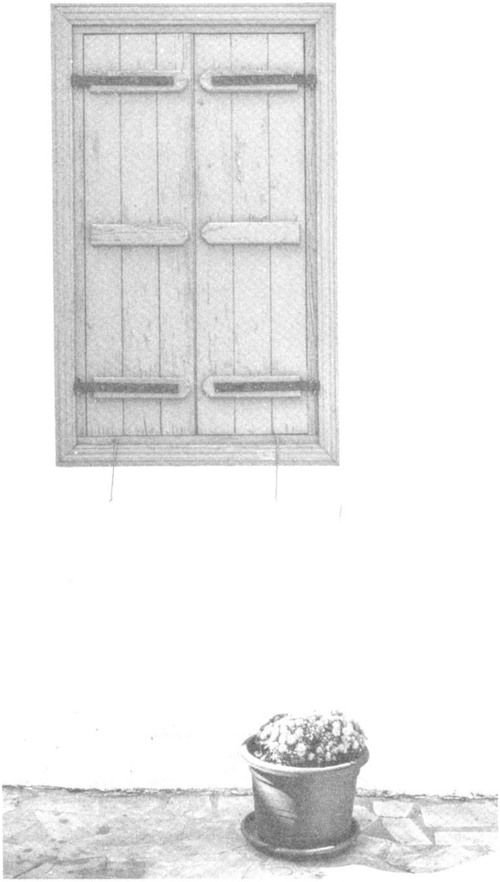

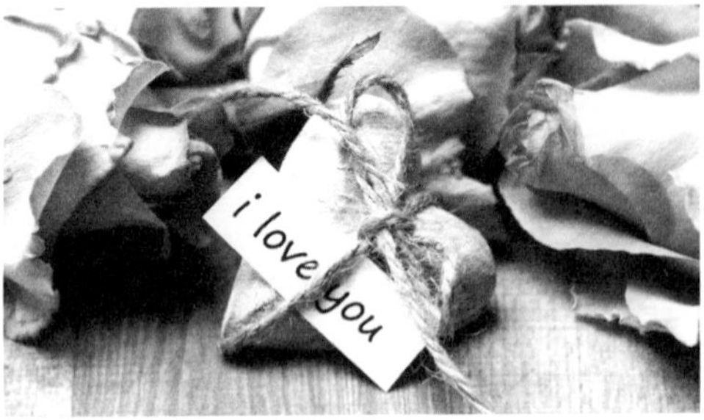

47. 可愛的女兒

近來常見「拯救環境，不要破壞環境」的標語。然而，人們卻在不知不覺中破壞了自己的身體環境。

我們的身體是小宇宙。

整形手術成為流行，人們一心急著造景，卻沒想過整形會破壞環境。

當然如果因為不得已的情況意外受傷，就一定要動整形手術，否則最好是維持自然。

我在年輕時額頭被啤酒瓶擊中眉間留下疤痕。至今還想要進行去除疤痕的造景工程。

有一天，我對女兒說：「英珠啊！妳要不要把鼻子墊高一點？看起來會更美喔！」

女兒以撒嬌的表情說道：「爸爸，我不要用破壞環境的造景工程來得到美麗。我要用上天給我的自然面貌活下去。」

在我眼中女兒真是美啊！

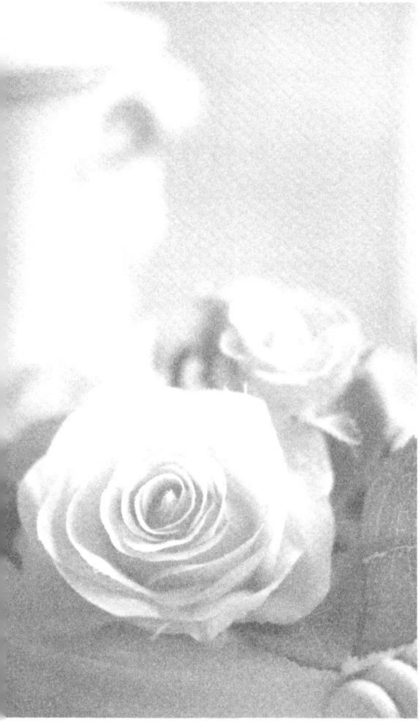

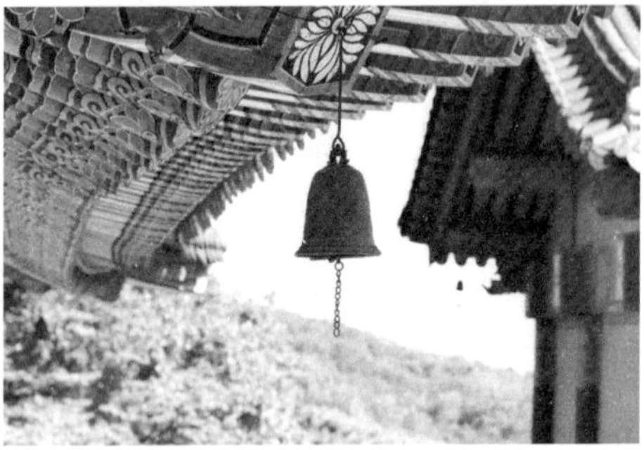

48. 美麗的大韓民國

我曾接受招待，及以私人行程的方式走訪過許多國家，我認為韓國是最美麗的江山，最適宜人居住的地方。

造訪外國觀光景點，自然景觀雖然美麗雄偉，然而卻沒有氣勢，精巧的結構沒有情感。

韓國四季的氣候，每個節氣都會準確來臨。走遍東南西北，山勢充滿著氣勢，精巧的自然景觀彷彿像一幅東洋畫。哪裡有比這裡更棒的國家？

春天來臨時給予淡綠的生動感和希望，厭倦淡綠色時，深綠色帶來勇氣和活力，看膩深綠色時，用淡粉紅色安定心靈，對淡粉紅色感到無動於衷時，用色彩繽紛的楓葉暈染山川，心情變得恍惚，當這樣的心情平靜下來後，落葉紛紛飄零，淹沒過去的美麗日子，沉醉在記憶時，山川突然披上雪白的外衣，讓我們擁有寧靜的美好時光……大韓民國可說是真正的伊甸園。

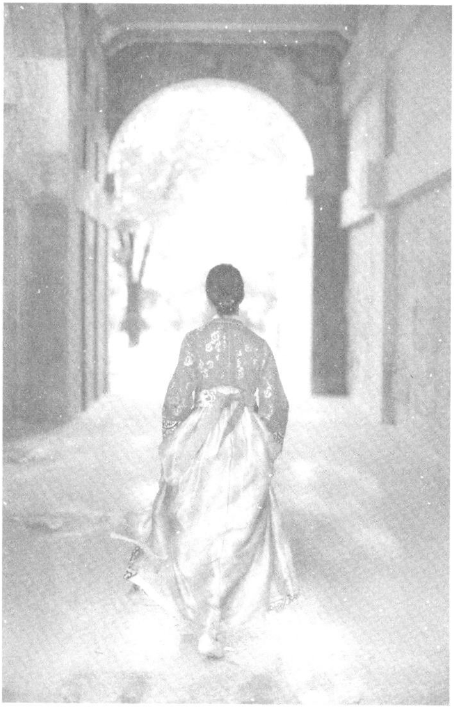

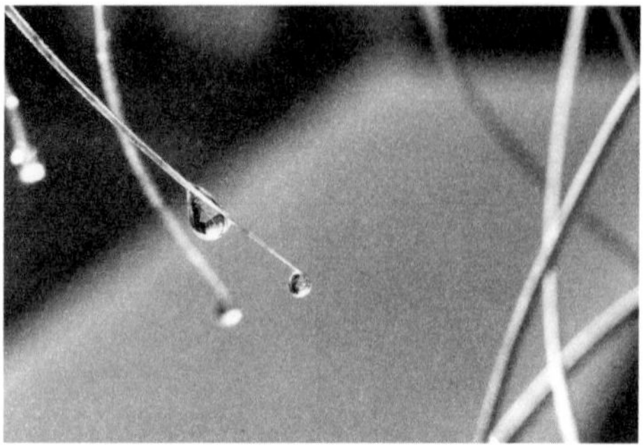

49. 微視的世界和巨視的世界

若要我將四天假死狀態中，在靈界的所見所聞說出來，我覺得時機尚未成熟。除了那些人生活的模式，還有外星人的生活，以及在數十個太陽系中遇見的那些先知的名字和離開地球的原因，這些經歷是絕對不會被相信的。

而且若有人得知其中一二，不僅會陷入精神恍惚的狀態，還會為了更早得道的慾望而拋棄一切，在沒有任何準備的情況下，魯莽地往前衝。只要是變成這樣的人，幾乎都會在達成目標之前，就陷入深深的泥沼之中。

還在食用乳品的幼兒，不管怎麼想快點長大成人，還是必須經過兒童與少年時期才能成長。如果不讓剛長大的幼兒食用離乳食品，而立刻餵食飯之類的固體食物就一定會腹瀉。孩子就必須經歷孩子的過程。

因此我在之前發表的作品中提及，我在假死狀態中遇見的那些偉大先知時都不會說出名字，而是用「這個社區的先生」或「那個村莊的先生」來敘述。

倘若我說出了這些人的名字、修行的過程或神靈性的能力，在宗教的立場一定會被嘲笑是在作夢。另外我若仔細地描述了外星人的世界，在科學的立場也一定會被抨擊是無稽之談。假若真的要詳述數十個太陽系以及太陽系中各自的外星人的生活與文化，雖然有點誇張，但可以表達的內容有很多，因此我不得不將我的敘述停在適當的界線內。

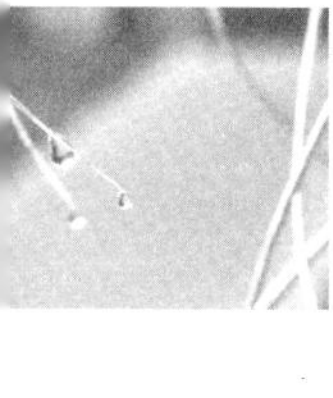

就像無論何處，都存在著將人類從發育體質進化到成長體質的真理原則，這世上一定存在著能讓成長體質進化成靈長體質的唯一辦法。而我正是為了將這個事實推廣到全世界而發行了幾本書。這也可以說是讓我尋找到自我的一件事。

如果要更深入的了解，就必須先明白微視世界以及巨視世界的概念。換句話說，也可以說是大宇宙與小宇宙的概念。大宇宙是巨視世界，而小宇宙是微視世界。若太陽系是巨視世界，地球就是微視世界；若地球是巨視世界，人類就是微視世界；若人類是巨視世界，則組成人類的細胞就是微視世界。

其中最重要的就是小粒子世界和精子世界。若不了解精子的世界，就無法了解自己誕生的過程。如果以精子的世界來看，父母親的身體就是大宇宙。精子產生於父親的睪丸中，並生存在稱為精囊的器官，接著藉由陰陽調合而到了母親體內，為了成為人類的子女而與卵子相遇，稱之為受精。受精卵會為了成為大宇宙的子女，而在母親的子宮內度過十個月。

這裡不能忽略的是，我們身體外所感受到的大宇宙的時間，與細胞所感受到的小宇宙的時間，也就是微視的時間與巨視的時間有著天壤之別。一般在科學上，精子與卵子相遇的時間為三天。三天原本是七十二小時，但在精子遇見卵子的過程中，實際上應該是六十四小時。雖然根據狀況不同而有時較慢、有時較快，但都不會超出這個範圍。而將這個時間換算成微視世界的時間，就會變成兩年八個月，也就是三十二個月。這是因為巨視世界的一天，就是微視世界的一年。微視世界的三年就是巨視世界的三天，也就是七十二小時。但扣掉不足的八小時後變成六十四小時，也就是微視世界的三年扣掉四個月，變成兩年八個月。（八小時是以一天二十四小時計算，若相對於一年則必須以十二個月計算，因此只得換算成四個月。）

精子要遇見卵子而變成受精卵所需的十個月，若換算成微視世界的時間，就會是兩百九十四年。會這樣計算是因為，通常胎兒在母體中的時間為十個月，以

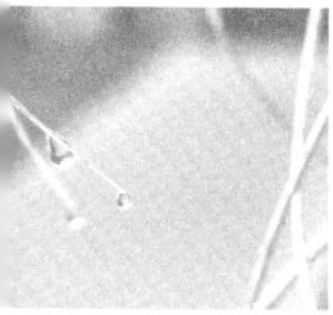

天計算的話就是兩百九十四天。

而經過如此漫長歲月才能誕生的人，就是自己。倘若現代科學家能體驗微視的世界，或是能了解微視世界觀與運行的法則，就不會藉由手術將患部切除，或者用強力的藥物進行治療了。

我之所以會在這裡提出微視與巨視世界的理論，就是想問問大家：究竟人類從何而來，又該從何而去？我們註定空手來，空手去嗎？衰老生病，最後化成一把塵土，真的是人類必經的道路嗎？

我可以很篤定的說：

「人類絕對不該空手來，空手去。人類也不是為了衰老生病而來的。」

各位想想看！我們在數十年前都不過是完全用肉眼看不見，必須用電子顯微鏡才能看見的一隻精蟲。只是曾在微視世界中生存的我們，過了一段時間後來到巨視世界，以現在的模樣過日子。

來吧！敞開心胸，睜大雙眼看著太陽系吧。

就像人類是大宇宙而精子是小宇宙，若在太陽系之外看地球，地球也只不過是像太陽系的一個分子般微渺。換句話說，地球不過是太陽系的睪丸，而人類只不過是要成為太陽系子女的精子罷了。

生存在地球上的人類脫離睪丸時，就好像剛轉化成靈長體質的幼兒一般，總有一天會脫離地球，過著自由自在的日子。

人類必須從成長體質中再度進化成靈長體質。這正是能夠超脫地球的時間與空間而生存下去的體質，也能在太陽系的時間與空間中與外星交流，以神靈般的

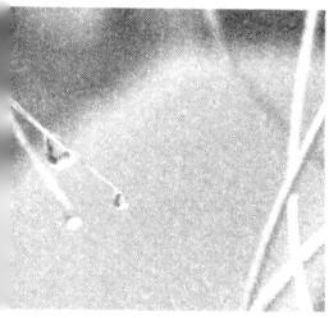

體質成為永恆不滅的存在。這就像幼兒脫離在母親懷抱中哺乳的時期，長大成人後來到廣大的社會生活。人類絕對不是空手來，空手去，就像露水般轉瞬即逝的存在，一定能進化成神聖的靈長體質。這正是我想要傳遞的訊息。

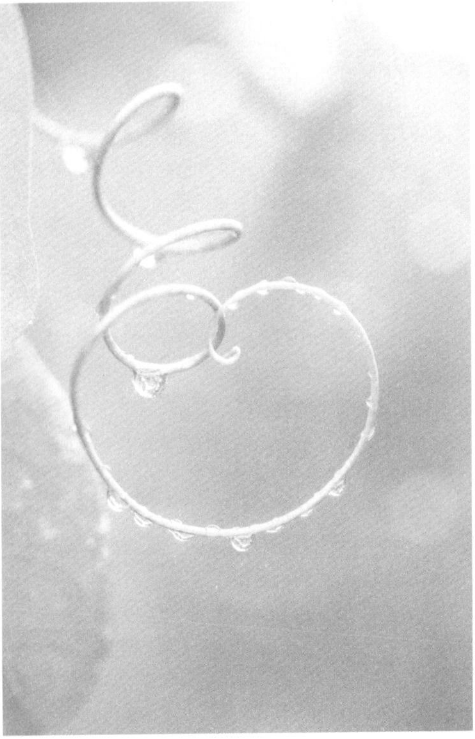

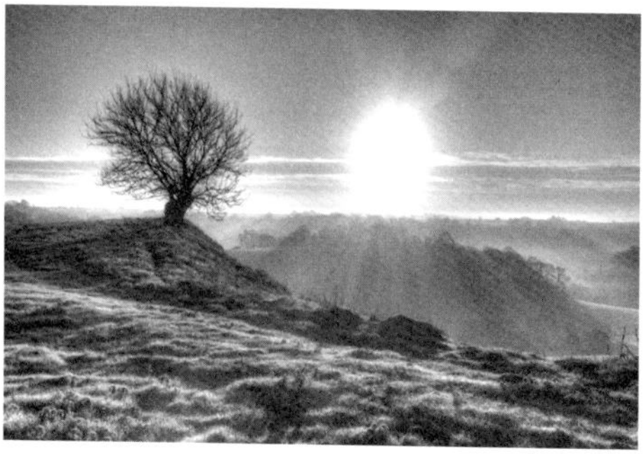

50. 數十個太陽系

人類可以居住的行星在太陽系內只有地球。近來發送人工衛星到火星，收到資料顯示有水的痕跡，科學家們認為這代表生物有居住在此星球的可能性，對此感到興奮不已，然而那裡卻沒有人類這種生物存活。因為太陽系當中具有母親子宮作用的地方只有地球。

就像人體只有一個子宮，太陽系具有子宮作用的地方只有地球。將地球稱為子宮，金星就等於肺，木星就等於肝，水星是心臟，土星是脾臟，無數的銀河水就形成了人體的基本細胞。

因此在太陽系當中地球可說是人類唯一的生存地。然而這只是以地球為中心的一個太陽系，實際上宇宙有數十個太陽系。結論是太陽系有負責子宮作用的地方，各個太陽系有數十個像地球般，生物可生存的行星。

然而以現今科學的力量，無法了解其他太陽系。唯有達到靈長體質才有可能。提到這些，讀者可能會覺得荒誕無稽，然而比較微視的世界和巨視的世界，就可以得到某種程度的了解。精蟲時期和卵子相遇，成為受精卵的狀態，令人無法想像，在母體內時也無法想像體外發生的事。就像幼兒時期無法想像成人的世界，從太陽系外來看，目前人類狀態就像精蟲般，無法想像外界的世界。

精蟲是透過射精而產生，然而若無法成為受精卵便會全部消失。幼兒無法長大就死亡，將會沒有任何成就，實際上目前人類無法離開太陽系的子宮般的地球，否則就會死亡，因此成人就能和外星人交流這件事就彷彿是天方夜譚。

因此人類創造了死後上天堂或極樂世界的宗教理論。如果沒有這些教理，人類該如何脫離死亡的恐懼和空虛呢？

人類的精神面臨恐慌時，社會就會面臨無法控制的混亂。在這個層面上，宗教可說是給予了人類心靈安慰和希望。然而現在是該領悟不是死了之後才看得見希望，而是活著就能看到希望。

我們的社會長期以來將宗教教理和精神文化當作基本，教導孩子知識，結果成就了現今的尖端科學文明，然而在靈性的領域，卻處於兒童的水準，這是因為在靈性的領域還不了解正式的方法。

然而我無法談論死後的世界，也感受不到自己有任何談論的欲望或是必要性。但是透過體驗，了解到可將現今不完整的肉體改善為靈體的原理和方法，因此才撰寫了關於微視和巨視的文章。

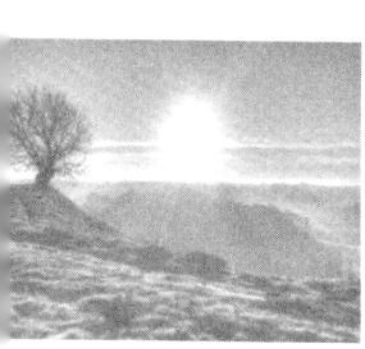

人類的成長年齡是到二十三歲。原本所謂的生命是和自己的意志無關而誕生成長。和我的意志無關，根據自然的法則形成，我將此稱之為「自然生命」。

自然生命和動物一樣，滿足本能，年老衰弱，總有一天會回歸自然。然而只有人類可以用非自然生命的「人工生命」取得誕生之路。

所謂「人工生命」，就是自我了解自然法則的公式，有創造自我的能力，而享受永恆的生命。我將這樣的法則稱之為「陰陽飲食法」，宣傳給天下。

現今的飲食文化，可說是消耗性的文化。父母生下孩子後，養育教育，幫助進入社會自立。相同的人類的細胞成長後，應具備生產所有養分的能力，然而可惜的是現今的飲食文化卻與此背道而馳。

在科學的名義下，被營養學說綁架，一天要吃多少卡路里，要喝幾公升的水才能健康的生活，不分時間無原則的飲食生活，錯失了細胞可自行生產的機會，這可說是消耗性的飲食文化。

本來營養要稍微不足，生產細胞才會活動。這就好像為了讓孩子變強韌，父母會稍微給予不足的援助。

倘若覺得孩子太可愛，不管是什麼盡情的給予，那麼孩子就會變得懶惰，變得依賴，倘若沒有父母就難以生存。細胞也是一樣，供給養份時應有些許不足，現代營養學說是因為吃得太好，喪失了自行自立的能力。

組成我的是細胞。因此細胞變強，我就會變強，細胞變弱，我也會變弱。強大的細胞具有可自行生產創造所有東西的原本的能力。

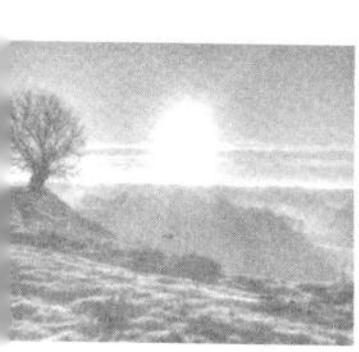

讓細胞變強的方法是「陰陽飲食法」，其原理是每天稍微減少吃的份量。舉例來說，原本一天吃三千卡的食量，如每天減少一百卡左右，持續六個月吃兩千九百卡左右，就能成長為可自行生產不足養分的細胞。還有從第六個月開始，再次減少一百卡，吃兩千八百卡，每六個月持續減少。

這樣一來，細胞為了補充不足的量，就會自行變強大。形成成長體質的日常細胞將轉換為生產細胞，具有補充不足的能力。這樣最後就會轉換為完全恢復神的能力的創造細胞，這就是「靈長體質」。

這要徹底的根據宇宙的公式。不根據這種公式進行就會破壞身體。現今進行斷食或禁食的無數的人反而破壞了身體的理由就在這裡。生命具有嚴格的法律和秩序，然而隨意的吃喝，只會讓生命付出龐大的代價。

所有東西都由公式形成。倘若用一句話來形容這個公式，就是「時間和空間的法則」。我在三日的假死狀態下，領悟人類最初的法則，為了確認，而將自己的身體當作試驗工具，辛苦了數十年。結果透過無數的難治病和不治病病人，得到充分的實證。

法則和實踐要領我已經公布，因此只要不是故意否定的人士，無論任何人都能實踐。或許有人會說這不科學，無法得到學界的肯定，然而越是這樣的人，就越建議能按照陰陽飲食法實踐。過了五天到十五天，就能了解對身體是好是壞。

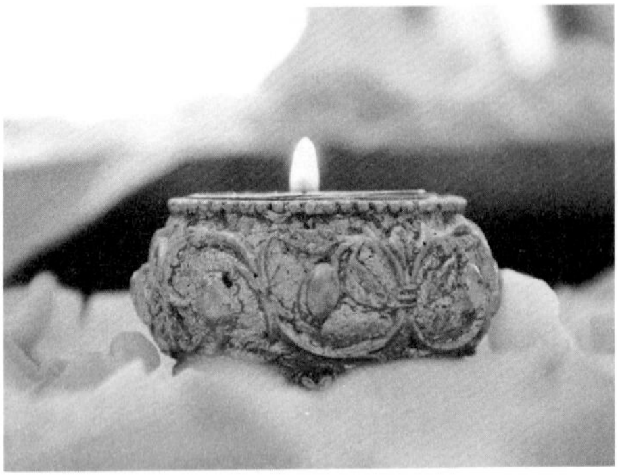

51. 我願成為燭光

雖然飯水分離的理論非常淺顯易懂，但實際遵循起來卻是相當困難。畢竟數十年來養成的習慣，要在短時間內完全改變是很難的。不過，若沒有誠意、努力與毅力，就無法得到寶貴的永恆生命。

韓國有一句俗語：「燈下不明」，其意是「在最近的地方反而看不見真理」。而離我們最近的東西是什麼呢?應該就是吃喝與呼吸了。富貴、名譽與權勢多麼地吸引人，如果不能吃喝與呼吸，也無法得到這些。雖然人們總是認為這些非常親近又平凡的事物是理所當然的，不僅完全忽略甚至不放在眼裡，但也因此錯過了最基本且珍貴的東西。

飯水分離正是從進食、飲水以及呼吸空氣開始。如果連這一點小事都無法解決，又該如何解決其他的大事呢？在無法解決這件小事，繼續隨時恣意的吃喝、運動、服藥、修行的情況下，即使口中呼喊著愛與和平，也會因為沒有好好守護基底而毫無效用。

如果有人問我，這世界上我最愛誰？我一定會毫不猶豫地這樣回答：

「在這世界上，我最愛我自己，而且也愛食物、水與空氣。」

食物與水是我的摯愛，也是我的太陽與救世主。照這樣看來，世界上所有的人都可說是不愛惜自己，而是傷害自己的人。

在宗教裡，人們相信上帝、佛祖或某個特定的神會拯救自己。但我相信能夠

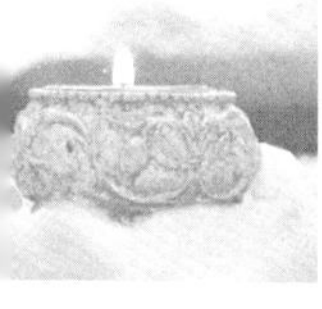

拯救自己的只有三神。這三神就是食神、水神與氣神。雖然一定會有許多人嘲笑或抨擊這樣的想法，但我想對這些人說：

「請試著挨餓幾天吧！」

不出幾天，人們眼中一定會看不見妻小，看不見情人，更看不見上帝或佛祖，只有食物的影子不斷盤旋在眼前。

從現在起，我們不能再冷眼旁觀，而是要確切了解誰是真正拯救自己的救世主，歡喜地迎接三神。

我們必須迎來食神並正確地進食，讓氣神在我們體內消化食物並產生能量，而且要讓水神在我們體內擔任淨化的角色，才能讓氣血循環通暢且健康地生活下去。若各位是真正愛護自己的人，就請立刻戒掉菸酒，不再暴飲暴食，並調整過度縱慾的性生活。

身體外在犯的罪雖然可怕，但傷害身體的罪行更加不可取。吸菸就像讓自己的細胞國民遭受催淚彈攻擊，飲酒就像在麵包發酵時放入蘇打般，讓整個細胞膨脹破裂並因為酒精中毒而死。暴飲暴食會因為缺乏氧氣而讓數以萬計的細胞同時窒息而死，而過度的性生活也會搶奪器官的精氣而讓身體失去平衡。

若想要守護其他人或天下萬物，就必須先愛惜自己。只有我才能了解自己的狀態，別人是無法體會的。有誰能夠說他比我更了解我自己呢？能拯救我的人只有自己，而讓自己滅亡的也只有自己。

我們必須銘記，是我讓精蟲變成受精卵，是我從母體中來到這世上，也是我從幼兒脫離母乳成為成人，更是我從成長體質進化到靈長體質。

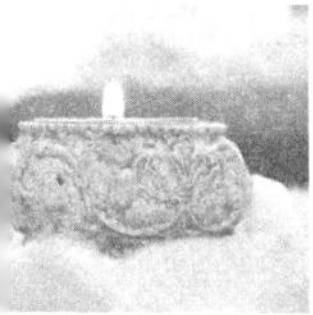

若想進化成靈長體質，就必須先觀察燈下並迎來三神。改善飲食習慣，徹底遵循身體國度的法則，才能成為真正的偉人。

我出身於貧農家庭，也因為小學三年級時發生六二五戰爭而無法完成學業。但正因為我必須用無知的眼光看天下，恰巧遠離了人們所謂的富貴、榮華、名譽，而自然地將所有心思放在飲食等生活基礎上，最後才能徹底地明白能拯救自己的只有三神而已。

我曾埋怨自己，為何出生於如此困頓的環境，內心也常深陷於「我是誰？我從何而來，又該從何而去？」這些找不到解答的問題中。最後，我終於聽到了並非巨視世界，而是微視世界傳來的聲音。

那不僅是生命之路，更是生命真理。任何人都不需要付費，能夠公平地踏在這條路上。只要一碗飯、一杯水以及一口呼吸，無論是功成名就亦或無名小卒，無論是天資聰穎還是癡昧愚鈍，任何人都可以學習到的真理。

飯水分離開啟了超越人種、語言、文化、宗教、國界，將太陽底下的所有人變成真正的家人，手牽著手，幸福地生活的一條大道。

在那裡沒有哭鬧聲，沒有嘆息聲，沒有提早夭折的孩子，也沒有面臨壽限的老者。

那裡是沒有盜賊，沒有妒忌，沒有權謀心術的和平之地。人的壽命與樹木同長，尚未呼喊就得到回應，尚未祈求就得以償願的天堂。

那裡是人們得以遠離傷害，愉悅地生活的至高天國。

該如何表達，在明白這個生命法則之前，我所承受的所有苦楚呢？二十四歲

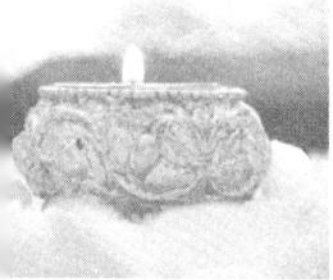

原本該是盡情吃喝的年紀，卻因為無知而在無法看清未來的情況下進行挨餓，在充滿荊棘的道路上掉落、傾倒、受傷、崩潰，讓自己渾身是傷。因為過於飢餓，連呼吸的力氣都沒有。經常煮了清粥想要充飢，卻餓到沒有力氣移動湯匙。

一覺醒來，全身總是非常浮腫，並常因為牙齒晃動脫落，就算想吃東西也無法進食，而反覆過著挨餓的荒野生活。我總是因為長期挨餓而哭，因為想吃一顆嬌豔欲滴的草莓而哭，因為肚皮緊貼背部呼吸困難而哭，在漫天飛雪的冬夜只能孤獨窩坐在暗室裡而哭，也因為想念故鄉的父母兄弟而哭。

母親逝世時，卻連回去故鄉探視一眼的車費都沒有，就只能不斷哭泣。雖然心中非常想要飛奔而去，但不僅糧食短缺，也沒錢將破爛的鞋子換新，我就在不得歸家也無法聯絡的情況下成了不肖子。我唯一能做的，就是面對著無言的大石痛哭而已。

究竟有誰能了解我這般哀戚的心情，我又究竟是為何來到這個即使我自殺也不會有人發現屍體的地方呢！

即使現在每當我想起當時的情景，依然會流下眼淚。因為深深感到痛苦而哭，也因為領悟生命法則而哭。

我因為產生了究竟能挨餓多久的好奇心，就無知地進入魯莽無謀的斷食修煉。在斷食十三天後完全喪失了氣力，並進入連續三天的假死狀態，在第十六天才重新甦醒。這段故事在我的著作《飯水分離陰陽飲食法》中已經敘述過了。我之所以會提起這件事，是因為有無數的人想要用自己的知識或常識，推翻或抨擊飯水分離。

請千萬不要裝作什麼都懂！至少我有在不傷害一根頭髮的情況下，只用書面就能完整地呈現飯水分離的信心，所以請安心地實行吧！

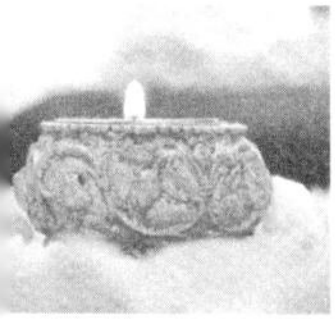

經過三天的假死狀態後，我的身體已經敗壞到無法恢復的狀態了。即使想要讓身體復元，也因為沒有食物而錯過補身的時機。更因此直到現在都無法擺脫後遺症。

斷食是需要準備過程與補身過程的。若在不知情的狀況下進行斷食，無論是無法好好補身或是隨便亂吃補身食品，都會給身體帶來更大的傷害。

是的！我的身體曾經敗壞到極限，也曾經被撕裂成千萬片。

但我從來不曾後悔。因為我領悟並公布了全人類殷殷期盼的長生不老的生命法則，這是多麼美妙的一件事啊！

人們說：「有無知勇者，而無智謀之雄。」倘若我是智者，我也會被營養學說所捆綁而無法領悟到生命法則。雖然累積許多學識可能會獲得極高的名譽，但卻永遠無法獲得生命真理。

若能創立宗教，就能獲得許多人的景仰與尊敬而享有榮華富貴，但卻因為無知而不能實現。因為無知，只能毫無保留地將所有的一切昭告天下，並自認為是無知的勇者，但卻也無法逃脫飢餓與貧乏的現實。

即使科學界不認同，甚至地球上大部分的人都對我指指點點，我也有將生命之火點亮的絕對自信。

我願成為燃燒自己身體，而照亮全人類的燭火。

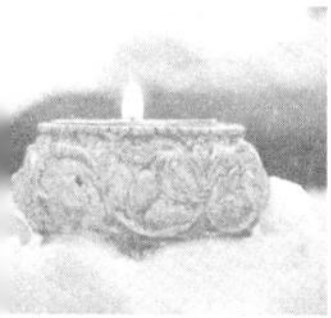

附錄

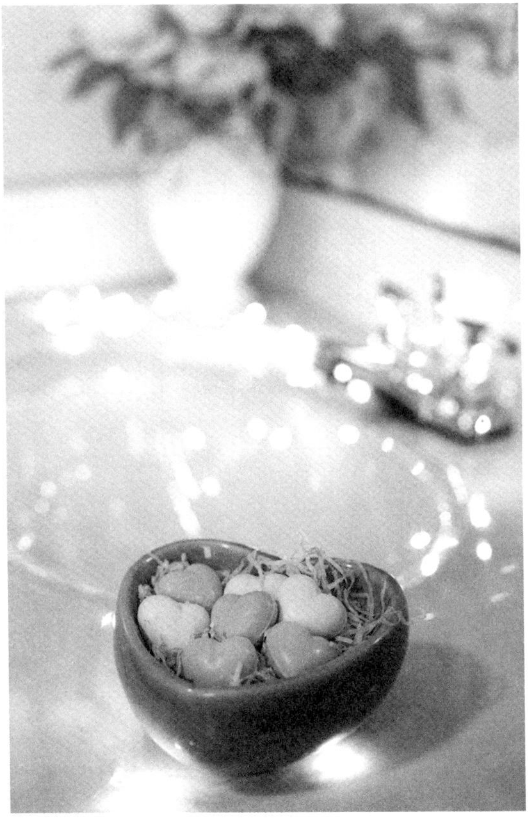

飯水分離陰陽飲食法的基本要領

1. 飯桌上不要擺水等各種飲料，湯和燉菜也只吃料。
2. 用餐後兩個小時到下一餐前兩小時，這段時間可以隨意飲水。
3. 如果用餐後兩小時不想飲水，請不用刻意飲水。
4. 如果用餐後兩小時飲水出現無力症狀，請改為餐後一小時飲水。
5. 如果用餐後兩小時飲水出現便秘症狀，請改為餐後一小時飲水。
6. 實施用餐後兩小時飲水，或者調整為一日只吃早晚兩餐時，可能出現疲倦的現象。尤其是在進行到兩個半月的時候，這種疲倦現象會特別嚴重，此時要注意保持充足的睡眠。疲倦現象是為了使一直都處於疲勞狀態的細胞得以恢復而呈現出來的。
7. 在進行飯水分離幾個月後，有人會出現胃酸過多或消化不良的現象，此時只要回到一日三餐的飲食節奏，就能恢復正常。

陰陽飲食法的原理和實踐

為什麼要進行陰陽飲食？人體透過陰陽調和維持平衡，達到精神和物質合而為一的境界，就能獲得健康和諧，最後修煉成超越時空的身體。所謂陰陽飲食是脫離物質的一種修煉法。

1 陰陽飲食法的原理

生命的法則

何謂生命的法則？簡單地說就是關於人體生命的規則。

就如同國家有憲法、交通法等之法規一樣，人的生命也存在著嚴格的規則。生命依照宇宙的規則誕生與滅亡，所以生命的規則也和宇宙的規則一樣。

根據生命的法則，人的肉體就如同一個國家。精神是總統，心靈是副總統，五臟六腑是各部會官員，細胞是人民。現代人的生活習慣就如同折磨百姓的腐敗政策。人們偏激地使用西洋的飲食營養法，不分時間地點暴飲暴食，使身體王國的秩序被嚴重打亂。導致細胞死亡，產生疾病。

一個國家與一個人相比是強大的，但是國家也是以個人的力量為基礎所建立，而人體是從一個細胞開始的。換句話說，真正熱愛國家、關懷宇宙的人都是先從照顧人體的一個個細胞開始。切記，重小事者才能成大事。

世界上有很多人飽受病痛的折磨，其實當人們想要治癒疾病時，就必須先知道病因，所有疾病的起因都是氣血不調，而氣血不調是由陰陽失調所引起，陰陽失調則是由不正當飲食習慣造成。

改正不良飲食習慣的核心就是要將吃飯與喝水分開進行。如果說飯是陽，那麼水就是陰。所以我們攝取食物的過程就是陰陽調和的過程。正由於人體從屬於宇宙，所以必須遵循宇宙的陰陽規律，即陰陽各自依時間運行。簡單地說就是，因為水是「陰」，所以就要在「陰」相應的時間飲用；飯是「陽」，就要在「陽」相應的時間食用。

如果無視陰陽規律飲食，身體將會失去它們的作用。在氣韻要開始增加的「陽」所對應的時段，飲用屬於「陰」性的水的話，陽氣韻會被水減弱而導致陰陽失調，罹患疾病。以上只是最簡單的解釋，實際上陰陽飲食法包括很多原理和內容，而且階段不同，其實踐方法也不同。不過，在這當中最重要的還是以陰陽原理為基礎來進行飯水分離的飲食法。

細胞的奧秘

生命是由細胞所組成，細胞健康就是生命健康。曾獲頒兩次諾貝爾獎的美國萊納斯．卡爾．鮑林教授（Linus Carl Pauling）曾說過：「死亡其實是違反自然的。理論上，生命是永恆不滅的，肉體是可以自我再生的。」

簡單地說就是，衰老的細胞一定會有新細胞代替，因此人體應該是永遠充滿青春活力的。既然生命的法則直指細胞老化的原因是氣血不調，為了調順氣血人們應採取陰陽飲食法；陰陽飲食法是遵循細胞的存在規則，是可以治癒人體疾病，讓人健康的飲食法。

宇宙的奧秘

人體的細胞有無窮的再生力。這種再生力不是人為的，而是從誕生起就與生俱來的，所以人體可以說就是宇宙的縮影。想要解開生命的奧秘就要先了解宇宙的奧秘，並將其實際應用在生活中，使生命力在人體發揮到極致。如同宇宙由時間和空間法則構成一樣，人體也是在時空法則中運行，人們最先發現的也是飲食的「時間公式」。

人們之所以會生病，是因為在日常生活中違背了時空法則。如果能明確劃分陰陽時間段，並相應進行飲水和吃飯，就可以脫離疾病的困擾。

四階段體質論

生命的法則把人的身體成長分為四個階段。

第一階段

為形成階段，是指在母體中的胎兒階段。

第二階段

為發育階段，從斷奶期到十歲左右的階段。這一階段主要是以進食牛奶等液體食物為主。

第三階段

為生長階段，從發育期到成人的階段，即完全可以進食固體食物。這一時期是以一〇〇年為一期。

第四階段

為靈長階段，二十三歲以前細胞生長旺盛，二十三歲之後停止生長。所以要想脫離生長階段就不能以液體食物或固體食物為主，要以氣體食物為主。這種以氣體食物為主的階段叫做靈長階段。靈長階段以一千年為一期，如果可以進入靈長階段就可以脫離物質的束縛，享受真正的自由。

為了達到身體完全健康，就必須養成用餐、飲水分開進行的飲食習慣。從一日三餐到一日兩餐，再到一日一餐，以此方式用餐，用餐後兩小時到下一餐兩小時前這段時間飲水。

2 完全健康的陰陽飲食法（前期飲食法）

陰陽飲食法本來的目的是將人類的體質調整為靈長體質，然而許多人面臨的課題並不是變化成為靈長體質，而是尋找脫離疾病的方法。然而若有想超越健康的活著，找回神賦予人類的本性和本質，關心內在世界的人，希望能更有系統的熟悉陰陽飲食法的修煉法。

當然這個過程並不容易。從很久以前就已經養成毫無節制吃喝的習慣，再加上在社會上生活，要配合他人的事情相當多，很難嚴格的遵守吃吃喝喝的時間。然而可以確定的是不管做什麼事，若不能戰勝自我，那只能在目前的原點原地踏步，很難向前邁進。

陰陽飲食修煉法區分為完全健康的前期飲食法，和後期修煉為靈長體質法。希望有更多人能夠在實踐前期和後期的過程中超越目前的自我，過著有更一步發展的生活。

前面說明人的體質可區分為四大階段體質，人類本來超過二十四歲後就要修煉以氣體食物為主。許多人不了解這樣的原理，在死前都以適合成長期的固體食物為主一直到生命的終點。然而若能透過前期修煉，成功變化成可以承受後期修煉的體質，之後就可以過著完全不同的生活。陰陽飲食法區分為前期修煉（七年的過程）和後期修煉（七年的過程）就是因為這個緣故，從這個角度來看，前期修煉可說是後期修煉的準備過程。

完全健康的前期修煉內容是過著飯水分離的生活。從任何時刻或是下定決心時，用一日三餐、一日兩餐、一日一餐的方式，水在飯後兩小時後或是下一餐的兩小時前飲用。先從一日三餐改為一日兩餐，之後再改為一日一餐，然後可再轉為兩餐或三餐，這稱之為交換修煉。舉例來說，一日兩餐和一日三餐的交換修煉期間內，延長兩餐和三餐之間的間隔，就會養成一日兩餐的習慣，到了這個階段就算一日兩餐，在社會上生活也不會有太大的阻礙。假如沒有自信的話，首先努力養成一餐兩個小時後再喝水的習慣。

交換修煉的順序

①一日兩餐一個月，然後一日三餐一個月。
②一日兩餐兩個月，然後一日三餐兩個月。
③一日兩餐三個月，然後一日三餐三個月。
④一日兩餐四個月，然後一日三餐四個月。
⑤一日兩餐六個月，然後一日三餐六個月。

何謂離固食

不管在前期或是後期，修煉飯水分離法的人最好吃離固食。離固食的字面含意就是「脫離固體的食物」。在母親的懷抱內喝母乳的孩子，想從發育體質改善成為成長體質，一定要吃的東西稱之為離乳食品，相同的由成長體質改善成為靈長體質的過度期，也有一定要吃的正式食物，這就是離固食。離固食是「陰陽離固食」的縮寫。

只靠氣體食物就能活下去，取得可自由超越時空的神靈身體的過程之中，必須的食物正是離固食。就算目的不是為了改善成為靈體，純粹想取得健康的人也需要離固食。服用六個月到一年的離固食，並且同時實踐飯水分離法，就會有事半功倍的效果。

一日三餐飲食法

一日三餐修練法是陰陽飲食法的第一階段，也是整個修煉的開始。保持平日一日三餐的飲食習慣，在用餐時不要同時喝湯飲水。在用餐時間以外不可吃其他食物，並且按飲水時間飲水。

用餐時不飲水只吃乾的食物，餐後兩小時再飲水，這樣的陰陽飲食法相當於緩解細胞緊張，給細胞注入新活力的催化劑。由於陰陽飲食法與平時人們使用的飲食法不同，所以剛開始使用飯水分離食法，會覺得難以下嚥、消化不良、胸悶、心情抑鬱等。

全世界的人都這樣吃飯

用餐時不要和湯湯水水一起吃，餐後也不要立刻喝水。一定要二個小時後再喝水。東方人一定要改掉吃東西前先喝水的習慣。喝湯或燉菜時可以用湯匙將菜舀出來吃，絕對不要在用餐時喝湯。

只吃乾的食物時取得的效果

- 在強大的唾液腺的作用下提升消化能力。
- 促進胃液的分泌，讓攝取食物的養份完全吸收、消化。
- 因為節制不會暴食，就算吃得過多，因為胃酸變強，也不會有消化不良或是體重的困擾。進行陰陽飲食法呼吸自然會變得深沉，就算不採丹田呼吸也能得到很好的效果。

■ 就算吃有些許變質的食物，口中分泌的唾液殺菌力和胃分泌的強力胃酸的滅菌力就能輕鬆處理。因此可以轉變為強健的體質，就算攝取了不好的食物，也不會生病。

■ 不管是誰只要持續二至三週，胃臟機能強化後，新陳代謝也會跟著變好，消化、吸收力提升，身體舒暢，精神好。就能過著充滿活力的生活。倘若一日三餐，餐後兩個小時之後喝水，有便秘的情形，那就將喝水的時間調整為餐後一個小時。

■ 餐後兩小時喝水，就不會停滯在胃中並且快速吸收。

■ 強化身體內的自然治癒能力。因此無論任何疾病都能在五至十五天內治癒。

■ 併行離固食可得到更好的效果。

西方人吃麵包之前先喝湯，這也是要改掉的習慣。先吃麵包，兩小時後再喝水或湯。像這樣兩小時後才喝水，可預防百病。

百病的根源是過飲和過食，還有無節制的飲食生活，然而用餐時水和食物一起吃則是最根本的原因，這就是陰陽理論。舉例來說，食物是火，水是陰。人類生存時水和火雖然是必須條件，然而火就應該要旺盛的燃燒，水則要順行流動才有價值。然而水和火混合，就會變成自相殘殺。

錯誤的飲食文化導致體內的自然治癒能力逐漸喪失，或是沒有治病的時間，因此才會引發諸多疾病。

今天大部分的人在吃東西之前都會喝水，或是認為一邊吃東西一邊喝水很好。陰陽理論中認為水和食物一起吃所以招來百病，這無法讓人快速了解或是被認為這是胡說八道。

數千年前就這樣流傳下來，八十至九十歲時就一定會有老人的樣子。然而陰陽理論，也就是生命之法當中，八十至九十歲不僅不會有老人的樣貌，一百歲時才會有知識、肉體、財富的完成，從此時開始才能真正擁有實踐性的生命。

飯水分離可預防百病

吃乾的食物不同時攝取水份會有直接的效果，前面也曾提及，唾液腺的作用和促進胃酸分泌，強化殺菌力，可以清掃食物中各種不潔的細菌，且不會產生過食現象，還能讓呼吸調整得更順暢。大家都可立刻體驗看看。

吃飯時和湯湯水水的東西一起吃，雖然會很快就吃飽了，閉上嘴巴深呼吸，感覺肚臍上方為實，有飽足感，呼吸似乎很順暢；然而肚臍下方（丹田）則為虛，呼吸不太順暢，無法順利調整呼吸。因此心臟跳動無法休息，就會逐漸偏離節奏，最後身體上下無法暢通，就會引起氣血循環不足的現象。

再試試只吃乾的食物，在不喝水的狀態下閉上嘴巴深呼吸。相反的肚臍上方有虛的感覺，然而肚臍下方卻有實的感覺，呼吸也較順暢。

我們人體攝取飲食後，呼吸調整順暢氣血循環才會好，廢物才不會累積在體內，也才不會產生百病。

因為這個原因，吃乾的食物後兩小時喝水，自律神經可盡全力攝取食物，完成自己的任務後，再以舒服的姿勢充分的容納供給的水份，就不會引起失調現象。這種方式，根據不同的體質有人一開始會覺得消化不順暢，還覺得胸口悶、或不像在吃飯，也有人會肚子痛、或飽足感，還有人會覺得心煩意亂等等。

然而這種現象和小孩子吃離乳食的過程很相似，過了二至三週所有的不適感都會消失，身體變得更舒暢，體質也會變好。這段期間任意吃喝的飲食生活習慣當中，處理過度供給的水量已經精疲力盡，換句話說人體細胞就像鬆脫的螺絲再次栓緊，只要把這個過程當作調整的過程中歷經的不適感即可。

另外，體質上腸胃負擔較重的人會覺得肚子痛，然而就算有多麼不舒服，只要幾天細嚼慢嚥就會自然而然的恢復正常。如果疼痛的症狀加劇到難以忍受的地步，可以在喝水的時間服用幾天的藥。如果不吃藥也沒關係，只要盡可能忍耐即可度過。

偶爾兩個小時後喝水會感到悶，也會有飽足感，此時只要持續配合喝水的時間喝水就會比較舒服，請不用過度擔心。

食物是陽的能量，水是陰的能量

世上所有的人若能將飯水分離攝取，就能預防百病，一般的病人也能恢復健康，這就是陰陽的理論。食物是陽的能量，水是陰的能量。因此可將食物比喻為男人，水比喻為女人。

男人有迎接女人的精力時，迎接女人時才會有尊敬和和諧。吃乾的食物，忍耐兩個小時後身體就會產生渴望水的強大力量，也就產生陽的氣韻。此時喝水，水進入體內不會停留在腸胃內，在需要的內臟被適當的吸收，氣血循環順暢，也能排出積藏的廢物。

一般而言，吃飯後要喝水等這些現今根深蒂固的飲食習慣和觀念，都是因為不了解人體內的陰陽循環的道理。這些觀念造成了動脈硬化等各種疾病和老化現象。

飯後兩小時後，可在喝水的時間安心的喝飲料、咖啡或其他液體。但是健康有問題的人要避免喝含糖飲料。兩個小時後喝水，一開始會喝很多，然而過了一個月左右一整天都不會想喝水，之後兩三天才喝一次水。

此時不用擔心水是否喝得太少。食物中的水份就能充分進行陰陽循環。因此若能將不喝水的習慣體質化，就能發揮唾液腺的作用，胃酸會有強大的殺菌能力，就算霍亂病菌侵入體內也會用殺菌作用擊退病菌，並且維持健康。

身邊喜歡乾的食物，不喝水或湯的人，身體健壯，有活力並且健康的生活著。家畜中山羊和兔子也不是喜歡水的類型，牠們可說是不容易得到傳染病的代表性動物。

進行調整水的飲食生活期間，腹瀉時一整天都不要喝水，採用斷食法就能恢復，腹瀉時腸子的功能會比之前還要強大。

要記住的是就算餓了一整天，要開始進食，也絕對不要從水開始喝，要先吃乾的食物，兩個小時後再喝水。

治療疾病的陰陽飲食法

與完全健康的人進行的飯水分離飲食法相比，身患疾病或體質較弱的人使用飯水分離飲食法會被要求得更為嚴格。下列為實行要領：

1. 如果沒有特殊情況，最好使用一日早晚兩餐飲食法。患有輕微疾病的患者可以使用中餐晚餐飲食法。晚餐時偶爾喝湯飲水也可以。如癌症等嚴重疾病患者，無論在任何情況下，吃飯時都不可以喝湯飲水。
2. 癌症等嚴重疾病患者禁止吃下列食物：一切油類、肉類、豆腐、醋以及醋醃製的任何食物，生菜等各種生的蔬菜，糖以及糖醃製的任何食物，加工過的飲料，水果、紅豆、海鮮等。
3. 餐與餐之間禁止任何零食。
4. 禁止空腹喝水，禁止早上洗澡、游泳、洗頭等。吃完晚餐兩小時後再洗澡、洗頭、游泳比較好。
5. 早上六～八點吃早餐，晚上五～七點吃晚餐。

6. 用餐時先從熱飯開始吃，飯後再吃菜餚。禁止吃涼的飯菜。

7. 在吃完晚餐兩小時後到晚上十點之前飲水。禁止喝冷水，飲水量自己調整。

8. 不得過度勞神生氣。對癌症患者來說積食最危險，過度勞神、生氣以及吃涼的食物都可能導致積食。如果發生積食現象，請馬上進行搶救。

9. 適當地做輕微運動，如散步。

10. 如果覺得口乾，沒胃口，渾身無力，應先吃離固食，其能使得身體好轉。

11. 在實踐陰陽飲食法時盡可能多進行諮詢和多接受指導。

陰陽飲食法的注意事項

1. 即使在應該飲水的時間，如果不想喝水就不要刻意喝水。沒有必要把喝水當成任務來完成。

2. 如果用餐後兩小時飲水出現無力症狀，請改為餐後一小時飲水。

3. 如果用餐後兩小時飲水出現便秘症狀，請改為餐後一小時飲水。

4. 用完餐兩小時過後飲水或者調整為早晚兩次進食時可能會想睡午覺。尤其是在兩三個月的時候特別想睡，這個時候要睡眠充足。疲倦現象是為了使一直都處於疲勞的細胞得以恢復所產生的。

5. 在進行陰陽飲食法的過程中，得到一些好效果，但是過了幾個月會出現胃酸過多或積食現象，這時候只要和以前一樣採取一日三餐飲食法，症狀就會消失。

6. 禁止把陰陽飲食法和健康常識結合而任意修煉。如果不小心可能導致嚴重後果。

7. 如果在使用一日兩餐飲食法時出現乏力現象，請換成一日三餐進行。減少進食雖然是有益的，但是根據個人情況不同也可能導致危險。身體進行修補機制時，飲食睡眠要正常。

8. 最好戒菸戒酒。如果是健康的人，偶爾過度飲酒對身體傷害不大，但是吸煙最好戒掉。

9. 在實踐陰陽飲食法時可能會持續出現胃部絞痛現象。這是身體處理以前由於不良飲食習慣而堆積在體內的過多營養，細胞逐漸自我調節而引起的現象。這種情況下可以適當吃藥，但一定要在飲水時間內吃藥。

THE PRINCIPLES OF YIN-YANG DIET AND IMPLEMENTATION

Why should we adopt the principles of yin-yang diet? The human body achieves the state of spiritual and material oneness through the harmony of yin and yang to maintain the balance. This will lead one to obtain good health and harmonious mind which enable him/her to travel through time and space ultimately using the body. The so-called principles of yin-yang diet are in fact a practice of material detachments.

1 THE PRINCIPLES OF YIN-YANG DIET

The Life Principles

What are the life principles? In simple terms, they are the life rules that govern the body.

As a country and traffic have rules and regulations, human life exists strict rules.

A life is born and perished according to the rules of universe, and hence the life principles are the rules of universe.

According to the life principles, the human body is like a country – one's mentality is president, spirit is vice president, organs are departmental chiefs and cells are people living in the country. The dietary habits people adhere to nowadays can be thought as having political corruption that tortures the civilians. People employ the nutritional concepts advocated by western countries fanatically that they consume a lot regardless of time and location. This has induced the death of human cells and promoted illnesses because the orders in the body kingdom are interrupted.

Although the existence of a country is more than that of an individual, a country is an organization constituted by the power of each and every individual living in the country. Besides, the human body begins with a single cell. In other words, those who truly love their country, universe and fellow men need to learn how to treasure each and every cell in their body. It is noted that one can only accomplish great things if he/she does little chores well.

There are so many victims of diseases in the world. For individuals who want to be fully recovered from the illnesses, they need to take a closer look at the cause. All illnesses are triggered by the incoordination of Qi and blood in the body. The incoordination indicates the imbalance of yin and yang in the body which is prompted by the incorrect dietary habit.

To modify the incorrect dietary habit, one needs to apply the dietary practice of food-liquid separation. Again, food is yang and liquid is yin. Therefore, the process body absorbs food and liquid is the process of which yin and yang coordinate with each other. Owing to human body belongs to the universe, it must follow the cosmic pattern of yin and yang that they operate according to defined time. General speaking, one must consume liquid at designated yin time provided that water is yin; and food at designated yang time given that food is yang.

If one ignores the dietary principles advocated, his/her body will lose the functions of yin and yang. During the period of yang when the movement of Qi in the body starts rising gradually, the consumption of liquid considered as yin will weaken the yang movement of Qi. This will cause the imbalance of yin and yang and thus illnesses. The explanation given above is simple, in fact, the principles of yin-yang diet incorporate many theories and contents which take into account different stages and thus ways to implement. Nevertheless, the core of the principles is to carry out the diet of food-liquid separation which is based on yin and yang.

The Mystery of Cells

Life is composed of cells, and hence healthy cells mean healthy life. Professor Linus Carl Pauling who was awarded Nobel Prize twice once said: 'Death is in fact against the nature. Theoretically, life is imperishable as our body can regenerate itself.'

In other words, the aging cells will always be replaced by new ones and as a result, the human body should be in a youthful and vigorous state eternally. As suggested by the life principles, the aging is due to the incoordination of Qi and blood in the body which can be overcome by employing the

principles of yin-yang diet. The principles are rules of existence that follow the working mechanism of cells which can be used for diseases curing and good health restoring.

The Mystery of Universe

Human cells have infinite ability to regenerate themselves. This ability of regeneration is not man-induced but inherent when one is born. Therefore, the body can be considered as a reflection of the universe. One needs to understand the mystery of the universe and apply it in daily life to maximize the vitality in the body before he/she can unlock the mystery of life. The universe is regulated by the laws of time and space. The same goes to human body. What human found out first was the dietary practice that suggests one to consume food and drink according to the defined time indicated by the operation of yin and yang.

What human found out first was the dietary practice which (human is asked to follow/which is ruled) according to the defined time based on yin and yang

The violation of the laws in daily life is the reason people fall sick. If one can divide yin-yang time frame clearly and implement the food-liquid-separation diet accordingly, he/she can get rid of the obsession with illnesses.

The Four-Stage Theory of Constitution

Life principles have divided human physical growth into four stages:

Stage 1: Formation Stage.

It refers to the stage which babies are still in mothers' body.

Stage 2: Development Stage.

It refers to the stage which an individual grows from a weaning kid to a 10-year-old. Individuals at this stage depend on liquid consumption such as milk.

Stage 3: Grow Stage.

It refers to the period from puberty to adulthood. Individuals at this stage are able to consume solid food independently. The duration of this period is 100 years.

Stage 4: Primate Stage.

Human cells grow rapidly before 23 years old and stop growing after that. Therefore, one cannot depend on liquid and solid food if he/she wants to move from grow stage to primate stage. Instead, Qi should be their main source of food.

The stage which depends on Qi as the food source is called primate stage. The duration of this period is 1000 years. If one can enter into the primate stage, he/she can free himself/herself from the material bondage and enjoy the true freedom.

To achieve complete healthiness, one should cultivate the dietary habit of separating the eating and drinking time. Also, one should adjust his/her diet from three meals a day to two meals then one meal a day. In the meantime, liquid is consumed only two hours after or before a meal.

2 THE COMPLETELY HEALTHY PRINCIPLES OF YIN-YANG DIET – EARLY STAGE

The initial purpose of the principles is to transform human constitution to primate's. Even though the concern a lot of people have is to seek a practical way to free from diseases rather than evolving into primate's constitution. Still, there are people who hope to familiarize themselves with the principles to obtain a deeper and more systematic understanding as they want to live beyond the definition of healthiness, regain human's inherent quality and nature granted by the god while listening to their inner selves.

There is no doubt that this is not an easy task because people have cultivated the habit of excessive eating and drinking a long time ago. Furthermore, people may need to accommodate themselves to others' dietary time frame and behavior which makes strict compliance with the appointed eating and drinking time more difficult. Nonetheless, what I know for sure is that one will face difficulty in moving forward if he/she is not able to conquer himself/herself

regardless of the types of things he/she does.

The implementation of the principles of yin-yang diet can be divided into two groups: The Practice of Completely Healthy Diet – Early Stage and The Practice of Primate's Constitution–Later Stage. I hope that more people are able to surpass their current selves and live a better life as they implement the principles.

Human must practice consuming Qi as the source of food after 24 years old as stated in the aforementioned four stages. However, there are a lot of people do not understand this. They have been consuming only solid food which is suitable only for grow stage. Many possess this eating pattern until the end of their life. One can live a completely different lives if his/her constitution is transformed successfully to which is able to stand the practice of primate's constitution through early-stage practice. This is the reason why the principles of yin-yang diet are divided into two stages: The Practice of Completely Healthy Diet – Early Stage (Period: 7 years) and The Practice of Primate's Constitution –Later Stage (Period: 7 years). From this perspective, the implementation of the practice of completely healthy diet can be considered as a preparation for the practice of primate's constitution.

The practice of completely healthy diet is to live a life implementing the diet of food-liquid separation. One can start

cultivating the dietary habit as soon as they are determined to do so. The practice includes the implementation of three meals a day, two meals a day, one meal a day as well as the compliance of the drinking time that liquid should only be consumed two hours after or before a meal. Specifically, one may start adjusting his/her frequency of food consumption per day from three times a day to twice then once a day. The frequency can then be altered back to two or three times per day. This is the so-called Exchange Practice. To cultivate the habit of consuming only two meals per day, for example, one can extend the executive period of two and three meals a day when conducting exchange practice. Nonetheless, one can first form the habit of consuming liquid two hours after eating if he/she does not have the confident to modify the dietary frequency determinedly.

The Steps of the Exchange Practice

1. Two meals per day for one month then three meals per day for one month
2. Two meals per day for two months then three meals per day for two months
3. Two meals per day for three months then three meals per day for three months
4. Two meals per day for four months then three meals per day for four months
5. Two meals per day for six months then three meals per day for six months

What is Solid-Detached Food?

People who are implementing the dietary practice of food-liquid separation are encouraged to consume solid-detached food regardless of the stage they are at. Literally, solid-detached food refers to food that is not solid. For babies who drink breast milk and want to transform from development to grow stage, they must consume weaning food. Similarly, one must consume solid-detached food if he/she wants to develop

from grow to primate Stage. It is noted that solid-detached food is also known as solid-detached food of yin yang.

In fact, the only food one truly needs is solid-detached food if he/she intends to merely rely on Qi as the source of food to survive while obtaining the ability to travel beyond time and space freely. Even if one's purpose is not to develop himself/herself to transform into the primates, solid-detached food is needed for the sake of good health. By consuming the solid-detached food for a period of six months to one year together with the implementation of the principles, one will get twice more from the practice than otherwise he/she will get without the consumption.

The Diet of Three Meals Per Day

The practice of three meals per day is the first phase to carry out the dietary principles. The essence of this phase is to maintain the dietary habit of three meals per day with no consumption of any liquid when eating and food beside the food-consuming time. That is, one should consume food and liquid at the right time. The rationale is to energize and release the tension of human cells. Owing to the differences between the practices of yin-yang diet and the dietary habits people commonly have, those who just start adopting the

principles may experience poor appetite, indigestion, a sense of suppression in the chest, moody, etc.

Everyone in the World Has the Dietary Habit

Do not consume any liquid such as soup and water while having meals. No liquid consumption immediately after meals. One can only consume liquid two hours later. Easterners must correct their dietary habit of consuming liquid before they have their meals. One is allowed to take the meats and vegetables out from soup or stew for consumption but no soup drinking while having meals.

The Effect of Consuming Only Dry Food

- The ability to digest food increased with the help of saliva glands.
- Promote the secretion of gastric juices which helps to absorb and digest the nutrients completely.
- No gluttony because control is in place. No indigestion or weight's issue even if one overeats because of the rise of gastric acids. Breathing will become deeper when one adopts the principles of yin-yang diet that he/she can acquire the best breathing effect even if he/she does not use the diaphragm to do so.

- The saliva and gastric acids secreted do a great job on disinfection that there is nothing to worry about if one consumes a little bit of expired food. Thai is, the practice of the dietary principles strengthens one's body that he/she will not get sick easily even if he/she consumes inferior food.
- As long as one continues to cultivate the dietary habits for two to four weeks, the functions of his/her stomach and liver will be strengthened and so will his/her metabolism, digestion and absorption with a more relaxed body and better spirit. As a result, one can live an active and energetic life. However, if one suffers from constipation after adopting three meals a day and consuming liquid only two hours after meals, he/she can adjust the liquid consumption time to an hour after eating.
- Liquid consumed will be absorbed immediately and rapidly if it is drunk two hours after meals because it will not stagnate in the stomach as otherwise.
- Strengthen the self-healing capability in the body. Hence, one can recover from any disease completely within five to ten days.
- The practice's outcomes will be better if one carries out the principles together with the consumption of solid-

detached food.

Westerners like drinking soup before having their bread which is a habit needs to be corrected.

They should consume liquid such as water and soup only two hours after they have finished their bread. The formation of this habit will help to prevent many diseases.

While many diseases originated from gluttony and uncontrolled diet, as a matter of fact, the main culprit of all is the consumption of food together with drink. This is the basis of the dietary principles of yin and yang. Take the following analogy to better understand the idea: Food is fire and liquid is yin, which are both necessary for human survival. Fire should burn vigorously and water should flow smoothly to be considered worthy. Hence, it is an act of mutual annihilation if fire and water are mixed together.

Furthermore, one's self-healing ability will lose gradually and many diseases will be triggered due to the incorrect dietary culture. Water consumption right before or together with food consumption is a norm in today's society. Most people assume that these are beneficial. On the contrary, the principles of yin-yang diet suggest that all diseases are caused by the dietary habit of consuming food with liquid.

Nonetheless, this is not understood immediately by many people and may even be considered as an absurdity.

The dietary habit prevails in the current society has been circulating few thousand years ago. It has been found that 80- and 90-year-old will always have old-people look on their faces while the contrary is true for the 80- and 90-year-old who adopt the dietary principles (aka life principles). The principles indicate that people will only accomplish the integrity of knowledge, body, and wealth when they reach 100 years old. Only then they will be able to do the things they truly want and thus live a meaningful life.

The Dietary Practice of Food-Liquid Separation Can Prevent Many Diseases

As mentioned before, there are immediate benefits of consuming dry food with no consumption of liquid. These include the strengthening of body's bactericidal ability due to the stimulation of the secretion of saliva glands and gastric acids to kill the harmful bacteria in the food consumed, the prevention of overeating and the smoothening of one's breathing. Everyone can adopt the dietary principles immediately to prove the creditability.

One will feel full quickly by consuming food and drink together and his/her breathing will seem smooth when he/she

closes his/her mouth and breathes deeply. That is, one will feel a sense of solidness in his/her upper stomach. However, the contrary will go to the lower stomach where one will feel a sense of emptiness. In this case, one can neither breathe smoothly nor adjust the breathing back to normal. As a consequence, one's heart will not acquire the rest it needs that it will deviate from the regular heartbeats gradually. This will cause blockage in the body and thus deficiency in the circulation of Qi and blood ultimately.

Try to eat only dry food without consumption of water and breathe deeply with the mouth closed. As opposed to the previous situation, the upper stomach will feel a sense of emptiness while lower stomach a sense of solidness and the breathing is relatively smooth in this circumstance.

If one's breathing is smooth after eating, the circulation of Qi and blood will improve as harmful substances will not accumulate inside the body, and thus many sicknesses will not result.

Due to this reason, the autonomic nervous system will be able to focus on absorbing the nutrients in the food before it does the same for liquid consumed. This will prevent disorder of the system. Nevertheless, different people have different reactions when implementing the dietary principles based on one's constitution. Some may get indigestion, feel a sense of

tightness in the chest, or not feel like they have proper meals; while others may have a stomach ache, or feel full. There are even people experience frustration and moodiness.

These symptoms are similar to the process when a child consumes weaning food. In the period when people have the dietary habit of uncontrolled eating and drinking, the handling of over-consumed water has made the body exhausted. Human cells are like loose screws and the discomforts experienced are a restoring process as the loose screws are being tightened once again. All the discomforts will disappear after two to three weeks that the body will then feel lighter and one's constitution will be improved.

It is noted that those who have weaker liver and stomach will feel abdominal pain. Nonetheless, they need only a few days to be relieved from the pain by eating slowly regardless of how unwell they feel. Nevertheless, one may take medicines at drinking time for a few days if the pain reaches an unbearable extent. There is nothing wrong with one who chooses not to take the medicine since he/she can make it through as long as he/she tries his/her best to bear the pain.

Sometimes, a sense of suppression and fullness are felt when liquid is consumed only two hours after eating. In this case, one needs not to worry given the liquid-consumed time as suggested by the principles is followed.

Food Belongs to Yang Energy, Liquid Belongs to Yin Energy

As advocated by the principles of yin-yang diet, the dietary practice of food-liquid separation is able to prevent each and every individual from getting sick and help general patients to regain their health. Let's take men and women as the metaphors for food and liquid respectively as food is yang energy and liquid is yin energy.

If one consumes only dry food and bears two hours for water after meals, his/her body will have a strong desire for water and it will produce the yang movement of Qi as a result. Hence, the consumed water is absorbed by appropriate organs completely that it will not linger in the body. As a consequence, the circulation of Qi and blood is smooth and accumulated wastes are discharged from the body.

General Speaking, the dietary concepts such that one should drink water immediately after eating implies the deficiency in the understanding of the circulation of yin and yang in the body. These concepts have induced the phenomenon of aging and many diseases such as arteriosclerosis.

One can have any drink such as coffee freely two hours after meals (i.e. at the drinking time). It is noted that those

who have health issues should avoid drinking any sugar-related liquid. It is normal that one consumes a lot of water at the drinking time in the beginning of the practice. After all, he/she has stood two hours for the water after eating. Nonetheless, one will not feel thirsty the whole day after he/she implements the dietary principles for approximately a month. After that, one may only consume liquid once every three days.

The water contained in the food is more than enough for the body to conduct the circulation of yin and yang and thus, the anxiety of having less water than the body needs is not necessary. If we are able to internalize the habit of not drinking, the function of saliva glands will be stimulated and the bactericidal ability of gastric acids will be strengthened. This means that the body will be able to fight against even the bacteria of cholera successfully if it invades the human body and maintain good health.

I learned from those around me that people who are physically strong and have an energetic and healthy lifestyle are the ones who like to eat dry food without any liquid consumption such as water and soup. Livestock such as goats and rabbits which do not like to drink water are the ones seldom get infectious diseases.

If one suffers from diarrhea when he/she is adjusting his/

her dietary habit according to the principles, he/she can recover from the illnesses by not consuming any liquid and food as the functions of intestine will be strengthened by doing so.

Remember that one must put dry food (instead of liquid) as the priority consumption after he/she has been starving for the whole day. Liquid should only be consumed two hours after the consumption of food, as suggested before

The Principles of Yin-Yang Diet – Diseases Curing

In contrast to healthy people, people who feel ill or have weaker constitution must comply with stricter requirements of the dietary practices of food-liquid separation. The main points are as follows:

1. One is encouraged to adopt the dietary practice of breakfast-dinner unless special circumstances occur. Those who have minor sicknesses are allowed to execute the dietary practice of lunch-dinner and drink soup as well as water during dinner provided that it is not frequent. Nevertheless, cancer patients and those who have serious illnesses are strictly prohibited to drink any liquid when eating regardless of situations.

2. People who suffer from major sicknesses such as cancer, are forbidden to eat any of the following food: Oil, meat, tofu, vinegar, pickled food, raw vegetable, sugar-marinated food, processed drink, fruit, red bean, seafood, etc.
3. No snacking between meals.
4. No liquid consumption on an empty stomach. No bathing, swimming, hair washing, etc. in the morning that these activities are encouraged to be performed two hours after dinner.
5. Have breakfast anytime between 6am-8am and dinner between 5pm-7pm.
6. Start the dinner with warm rice and have dishes only after the rice is finished. One is prohibited from consuming cold dishes.
7. The consumption of water should be two hours after dinner but before 10pm. Cold water is strictly prohibited and one shall adjust the quantity of water consumed.
8. No over exhausted and frustrated. For cancer patients, stomach overloaded with food due to indigestion is the most dangerous condition. Consumption of cold food, over exhausted and frustrated are the potential causes

of overloaded stomach. Please rescue immediately if stomach is overloaded with food.

9. Moderate exercise such as strolling is encouraged.
10. One should eat solid-detached food if he/she feels thirsty, lack of appetite and feeble as the food will make the body feels better.
11. Seek for more advice and guidance when carrying out the dietary principles if possible.

The Principles of Yin-Yang Diet – Precautions

1. One shall not drink water intentionally (even at designated drinking time) if he/she does not feel like drinking. It is not necessary to consider water drinking as a task to be accomplished.
2. If one feels feebleness after consuming liquid two hours after meals, he/she can adjust the liquid consumption time to an hour after eating.
3. If one suffers from constipation after consuming liquid two hours after meals, he/she can adjust the liquid consumption time to an hour after eating.
4. If one drinks water only two hours after eating or adjusts his/her eating frequency to only breakfast and

dinner, he/she may feel like taking a nap at noon. It is especially obvious at the first two to three months when one starts cultivating the habit. Hence, one should ensure himself/herself to have sufficient sleep during the period. The tiredness felt means the exhausted cells are restoring themselves.

5. Despite one witnesses positive effects from the adoption of the dietary principles at the beginning, one may suffer from excessive gastric acids or overloaded food in the stomach after a few months. If so, one should then resume his /her dietary habit of three meals per day to overcome it that the symptoms will dissipated as a result

6. One is strictly prohibited from carrying out the dietary principles of yin and yang with other health doctrines randomly since this may cause serious consequences if precautions are not taken.

7. One should adjust his/her dietary practice to three meals per day if the adoption of two meals per day causes him/her feebleness. Even though the reduction of food intake is beneficial to human body generally, it subjects to individual circumstances that it may be harmful for certain individuals. Additionally, dietary habit and sleeping patterns must be normal when the

body is undergoing a restoring process.

8. One is highly discouraged from smoking and drinking. However, some excessive drinking will not cause detrimental damage to the body of those who are in good health condition. However, one had better quit smoking if he/she is a smoker.
9. Stomach cramps might happen when one is carrying out the dietary principles of yin and yang. This implies that the human cells are restoring themselves and dealing with excessive nutrients accumulated in the body from previous unhealthy dietary habit. In this case, one is allowed to take medicine moderately which must be performed at designated liquid-consumed time.

The Yin-Yang Principles of Food-Liquid Seperation – Keynotes

1. Do not place any drink on the table. One should only eat the solid food in soup or stew without drinking the soup itself when having meals.
2. One is allowed to consume liquid freely two hours after and before a meal.
3. One must not drink deliberately two hours after a meal if he/she does not feel like drinking.
4. If one feels feebleness after adopting the practice of consuming liquid two hours after meals, he/she can adjust the liquid consumption time to an hour after eating.
5. If one suffers from constipation after adopting the practice of consuming liquid two hours after meals, he/she can adjust the liquid consumption time to an hour after eating.
6. If one drinks water only two hours after eating or adjusts his/her eating frequency to only breakfast and dinner, he/she may be weary. It is especially obvious two and a half months after implementing the dietary practice. Hence, one should ensure himself/herself to have sufficient sleep during the period. The tiredness felt means the exhausted cells are restoring themselves.
7. Some will suffer from excessive gastric acids or indigestion after a few months adopting the practices of food-liquid separation. If so, they should then resume his / her dietary habit to three meals per day to overcome it that the symptoms will be dissipated as a result.

Appendiex

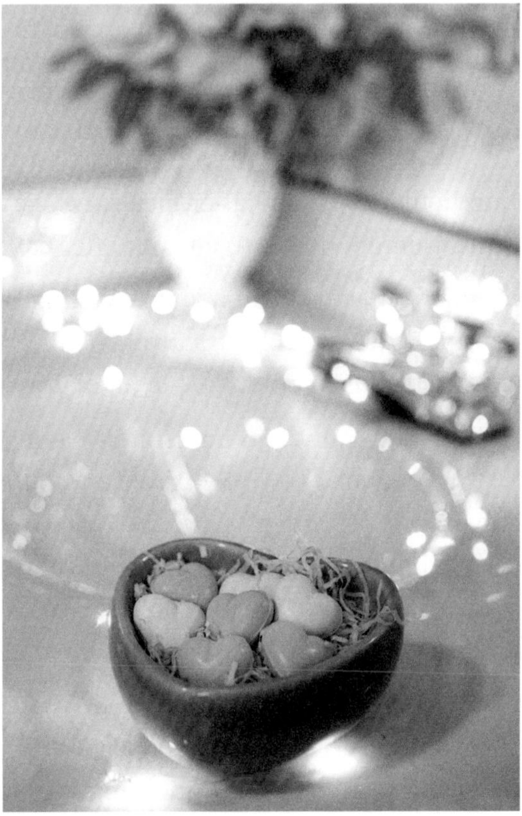

八正文化好書推薦　健康・養生

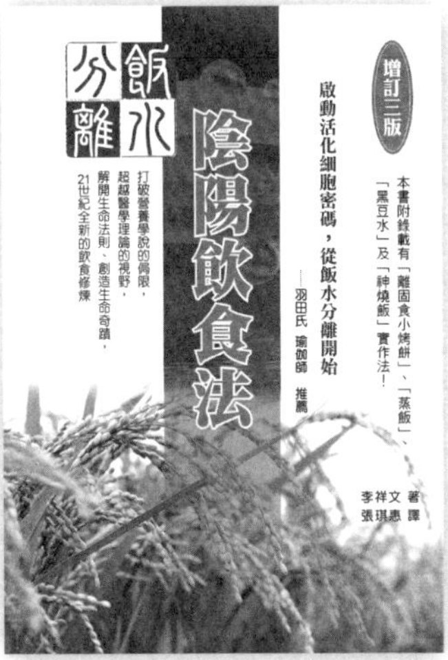

增訂三版

飯水分離陰陽飲食法

李祥文 / 著　　張琪惠 / 譯

打破營養學說的侷限，
超越醫學理論的視野，
解開生命法則、創造生命奇蹟，
21 世紀全新的飲食修煉

啟動活化細胞密碼，從飯水分離開始

—羽田氏　瑜伽師　推薦

站在宇宙的高度，和大自然一起吐納
依循飯水分離陰陽飲食法，
大家都可以成為「自己的醫生」

隨書附贈全彩版『飯水分離健康手冊』，讓我們一起，把健康傳出去！

只要將吃飯、喝水分開，不但能治癒各種疾病，
還能減肥、皮膚變好、變年輕漂亮，重獲全新的生命！
身體配合宇宙法則進食、喝水，就能啓動細胞無窮的再生能力，
實踐後，每個人都能體驗到飯水分離陰陽飲食法的健康奇蹟！

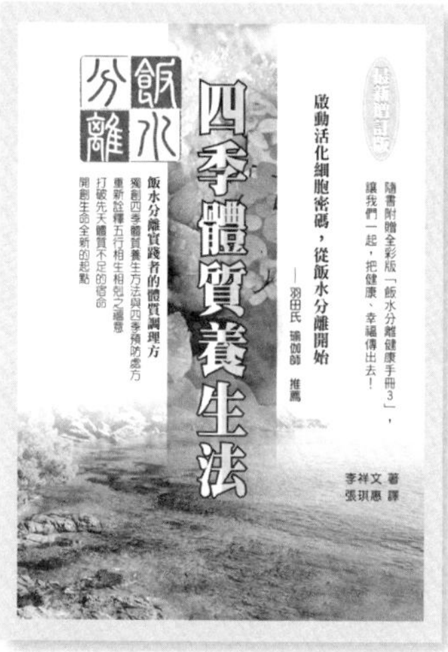

飯水分離
四季體質養生法

李祥文 著
張琪惠 譯

誕生的季節決定體質秉賦
依照出生的時節調整體質
自然達到圓滿的身心健康

透過**四季體質養生方**調理先天秉賦不足
搭配**飯水分離飲食法**養成後天健康習慣
為生命的完整而努力，享受美好、豐饒的健康生活！

人類的體質與生命，和四季運氣有著奧妙的關係。在誕生時，五行中先天會有一種不足，成為致病的根源。因此要懂得順應自然法則與體質稟賦，在自己出生的季節，調養先天偏弱的臟腑，打破先天體質不足的宿命，開創全新起點！

◎精彩重點，不容錯過！
・四季體質養生法基礎原理與調理案例
・春、夏、秋、冬四季出生者的個別預防處方
・飯水分離陰陽飲食法簡易概念、實行方法與實踐者分享
・感冒原因剖析與超強感冒自癒法

現代生活最簡便、最實惠的飲食保健處方

八正文化好書推薦　健康・養生

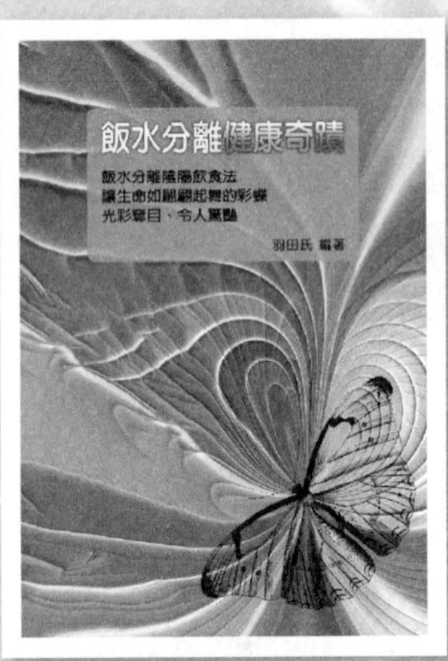

飯水分離健康奇蹟

羽田氏 編著

飯水分離陰陽飲食法
讓生命如翩翩起舞的彩蝶
光彩奪目、令人驚豔

啟動活化細胞密碼，印證健康奇蹟
— 從飯水分離開始

飯水分離與大地陰陽同步的飲食法，
透過飯水分離得以開啟「胃」的覺知力，停止喝過多的水，
進而除濕排寒，調節陰陽，交替修煉活化細胞，
達到體內環境改造與深沉淨化調理

本書告訴你：
飯水分離的源起
飯水分離飲食修煉的特色
認識疾病的緣起
啟動陽氣韻後的好轉反應
飯水分離健康奇蹟
從修煉中整體了解生命本質
飯水分離陰陽飲食法自2010年由八正文化引進台灣，
透過持續於海內外推廣，現今已有無數人獲得健康、印證奇蹟

國家圖書館出版品預行編目資料

為你，我願成為燭光／李祥文著作；張琪惠翻譯. -- 一版. -- 臺北市：八正文化, 2022.03

面；　　公分

ISBN 978-986-99608-2-3（平裝）

862.6　　　　110021736

為你，我願成為燭光

定價：300

作　　者	李祥文
譯　　者	張琪惠
封面設計	賴麗榕
印　　刷	松霖彩色印刷事業有限公司
版　　次	2022 年 3 月一版一刷
發 行 人	陳昭川
出 版 社	八正文化有限公司 108 台北市萬大路 27 號 2 樓 TEL/ (02) 2336-1496 FAX/ (02) 2336-1493
登 記 證	北市商一字第 09500756 號
總 經 銷	創智文化有限公司 23674 新北市土城區忠承路 89 號 6 樓 TEL/ (02) 2268-3489 FAX/ (02) 2269-6560

本書如有缺頁、破損、倒裝，敬請寄回更換。